尤里卡科学馆

打哈欠是
想忍就能忍住的吗

五花八门的医学冷知识

尹传红 / 主编

张晓红 施鹤群 / 著

李 田 / 插图

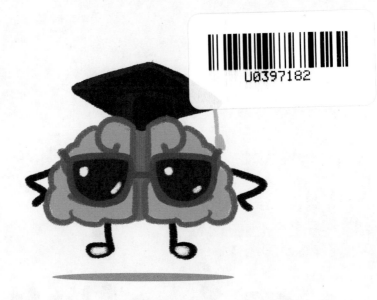

上海科技教育出版社

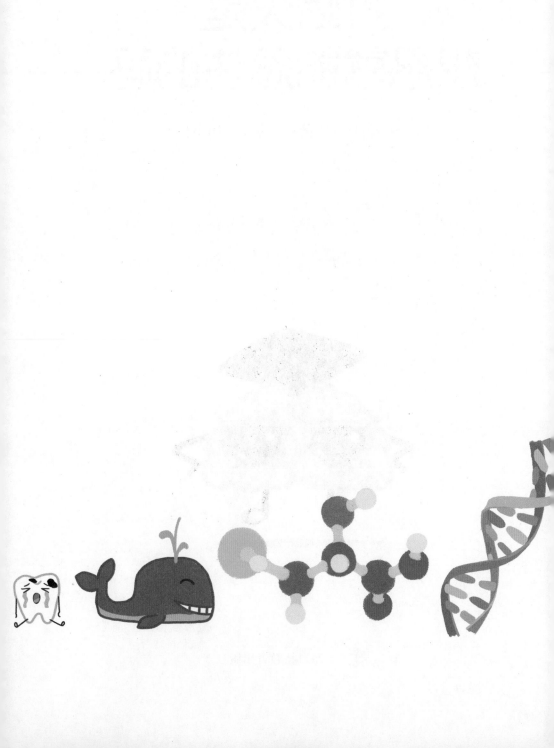

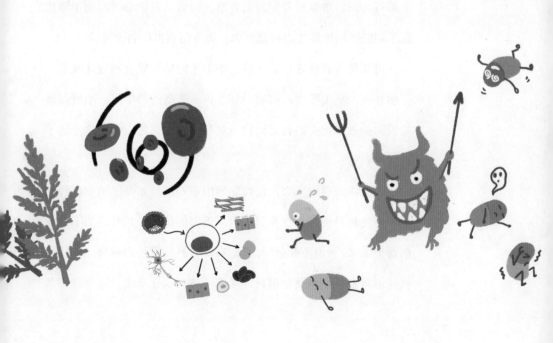

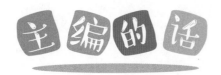

主编的话

　　树懒到底有多懒？真的有让自己好斗的激素吗？开车最经济的速度是多少？假目标是怎样迷惑来袭导弹的？

　　这样一些有趣的话题，在"尤里卡科学馆"丛书的4个分册里，随处可觅。

　　这是一套面向中小学生的图文科普丛书。它以通俗易懂、生动谐趣的笔触，介绍了涉及动植物、天文地理、人体和军事等诸多方面的科学知识，突显了探索科学奥秘之乐趣所在，也展现了科学与人文、艺术相结合的魅力。

　　我相信，青少年朋友读后一定会增进对自然界和我们自身的了解与认识，增强对科学的亲近感。同时，它也必然有助于锤炼孩子们的逻辑思维能力和想象力，激发创新思维的火花。

　　阅读优秀的科普作品，对青年学子的精神发育和健康成长，影响甚深，至关重要。据我所知，许多著名的科学家，小时候就是因为接触到优秀的科普读物而对科学产生兴趣，渐渐地走进了科学的世界。

　　"创新兴则国家兴，创新强则国家强"。如今，国家已经把科学普及和科技创新提升到了同等重要的位置，并且致力于建设创新型国家，强调不断创新，要站在世界科技发展的前列。如果说，科技创新和科学普及是创新发展的一体两翼，那么，这推动创新发展的两翼应该比翼齐飞才好。也正是从这个意义上讲，我认为做好科学普及和科学教育，就是为未来的科技创新奠基，提供的是一种基础性的支撑。科学普及和科学教育，就应该有这样的高度与担当。

上海科技教育出版社多年来一直致力于谋划出版面向中小学生的原创科普精品，期望青少年读者经由阅读而理解科学、欣赏科学、参与科学、领悟科学方法、科学精神和科学思想的精髓，并能以理性思维进行观察和思考，进而实现课程内容之外的知识拓展、探究和创新思维的延伸，进一步提高素质与能力。"尤里卡科学馆"丛书，正是在这样的背景下应运而生的。

好书便是好伴侣。最是书香能致远。

我热切地期盼，"尤里卡科学馆"丛书能够成为青少年朋友悦读探索的好伴侣。

愿你们在阅读中思考，在思考中进步，在进步中成长！

尹传红

2019 年 7 月

目录

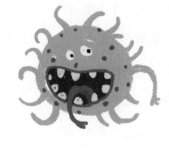

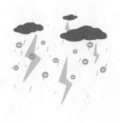

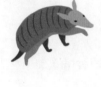

器官与进化

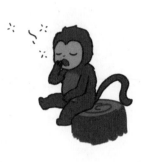

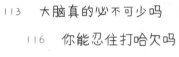

环境与健康

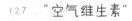

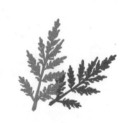

科学与生活

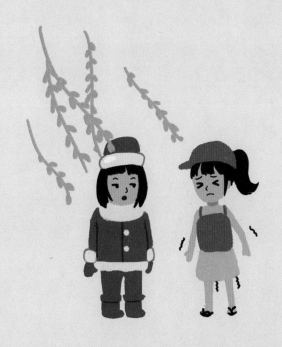

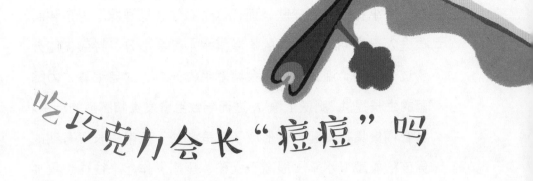

吃巧克力会长"痘痘"吗

　　说到巧克力，估计青少年朋友们都很喜欢吧？巧克力不仅好吃，咀嚼巧克力时还会让你的身体产生一种叫内啡肽的化学物质。这种物质具有缓解疼痛、减轻压力，以及降低罹患心脏病和癌症风险的作用。然而，有一种说法是吃巧克力会生痤疮，这是真的吗？果真如此的话，这让爱美的少男少女如何割舍？

　　让我们先了解一下痤疮是如何形成的。痤疮俗称"青春痘"，就是经常可以在那些大哥哥、大姐姐脸上看到的红红的小疙瘩。痤疮是怎么产生的呢？为什么我们小的时候没有，到了一定年纪才会长，长了一段时间后又会消失呢？

　　科学地讲，人体上的每根毛发都生长在皮肤上一个单独的囊状袋中，这个囊状袋称为毛囊。每个毛囊都与一个腺体相连，腺体会分泌一种名为皮脂的蜡状物质，这个腺体就叫作皮脂腺。每个毛囊旁边还有另外一个腺体，负责将汗液通过一个小孔输送到皮肤表面，这个腺体就是汗腺。男孩和女孩进入青春期后，体内的雄激素水平都会上升，导致皮脂分泌过于旺盛。溢出的皮脂会堵塞毛囊开口，封堵毛囊，为细菌的生长提供"肥沃土壤"，进而导致毛囊发炎和脓疱的产生。当它们聚集在一起，就形成了痤疮。处于正常生长发育期的男孩的雄激素水平一般高于女孩，痤疮发作起来往往也更加严重。

因此，真正导致痤疮产生的不是巧克力而是雄激素。当然，饮食也是一个影响因素，有些食物的确会使痤疮更加严重。这是因为，食物会影响雄激素的分泌，间接导致痤疮的形成。那么，食物是如何对雄激素的分泌产生作用的呢？

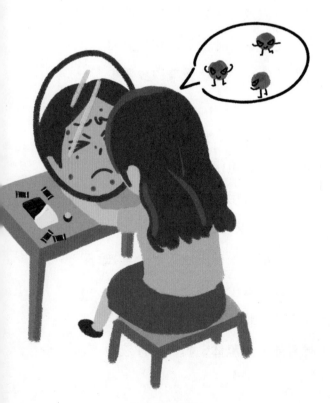

这个问题解释起来有一点复杂，不过相信你一定能看明白。葡萄糖是一种易被人体吸收的糖，而人体对蛋白质、脂肪的吸收比对糖的吸收要困难得多。富含淀粉的食物，如白面包、谷物类和土豆，所含的碳水化合物能很容易地被人体消化系统转化为葡萄糖，所以说摄取富含碳水化合物的食物后，

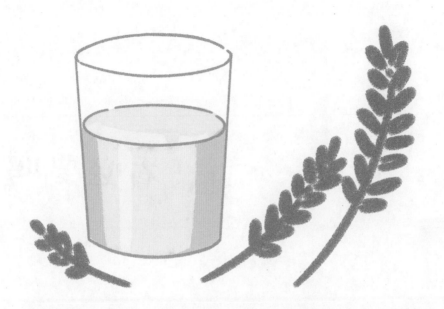

血糖更容易在短时间内升高。而胰岛素是调节人体血糖水平的激素，血糖升高会刺激胰岛素的升高，加大胰岛素抵抗，相应地雄激素水平就会升高，于是长"痘痘"的概率也就大大增加了。

所以，快去告诉你的朋友们，尽量少吃含糖类较高的食物，例如奶油蛋糕、油炸食品等。对甜度不高的巧克力反而不用太禁忌，适当进食是不太容易引起痤疮的。顺便提一句，适当清洁面部，避免毛孔堵塞，有助于减少痤疮。

"春捂秋冻"真的有必要吗

每到冬春或夏秋交替之际,你是不是就会经常听到长辈们说"春捂秋冻"。"春捂秋冻"是一条谚语,意思是劝人们刚到春天不要急于脱掉棉衣,刚入秋天则不要一遇冷就穿得太多,适当地捂一捂或冻一冻对身体健康是有好处的。

然而,不少年轻人认为自己身体好,从不生病,对"春捂秋冻"不以为然,觉得多此一举,完全没有必要。

那么,"春捂秋冻"这句话到底有没有科学道理呢?

人类在长期的进化过程中,受季节变化的影响,逐步形成了一整套生理性散热和保暖功能。春天,毛孔逐渐从"冬眠"中苏醒过来,皮肤代谢功能开始变得活跃起来。但人体

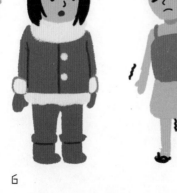

经过一个寒冷的冬季之后，血管仍处于收缩状态，整个血液循环相对缓慢，体温调节系统的功能较弱，抗病的能力也比较弱。冬去春来之际，春风较大的时候，尽管不是很冷，寒意却能长驱直入机体内部，让人有"春寒冻人透心凉"的感觉。而且，天气乍暖还寒，气温还会有波动，过早地脱掉棉衣或穿得太少，

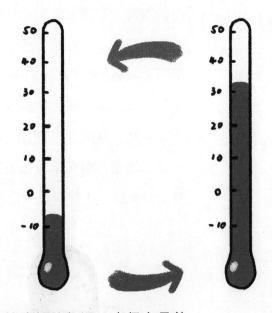

人体不能适应骤然降低的气温，也很容易着凉感冒。即使白天的温度高，早晚温度还是比较低的。此外，春季是回暖期，室内温度的回暖速度一般不及室外。即便室外较热，室内还是比较凉的。如果春季不"捂"，遇热就脱棉衣，那么就有可能无法适应早晚与室内的低温。所以，春天还是捂一点为好，不过早地脱棉衣无疑是有利于春季养生保健的。

初秋，室外温度虽然下降了，但室内还是比较暖和的。因此一入秋就加衣服，身体同样也无法适应室内的温度。又因为秋季刚开始时会感觉有些凉意，如果衣服穿得太多，到了更寒冷的冬天就没有办法再加衣服了。秋季是一个逐渐降温的季节，气温慢慢变低，人们只有逐渐添加衣服，才能使机体适应气候的变化。初秋穿单薄点，反而能使身体经受寒

冷的锻炼，提高耐寒能力。如果在天气刚转凉的时候就添加过多的衣服，往往会减少机体和寒冷接触的机会，抗寒能力反而会减弱，到了严寒的冬天必然不能适应，容易导致感冒、支气管炎、扁桃体炎等疾病。

当然，"春捂秋冻"也并非人人皆宜，无论是"捂"还是"冻"，一定要适度。每个人应根据天气变化情况及个人体质条件及时增减衣服，不使身体受凉。

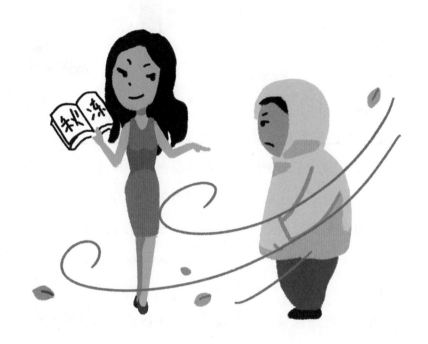

桑拿有何作用

英语从芬兰语中仅仅借用了两个词，桑拿就是其中之一，可见对于芬兰人而言，桑拿具有多么重要的意义。在芬兰，根据传统，家人团聚时经常一起洗桑拿。而在以前，妇女在桑拿房里分娩，死者下葬前会在桑拿房里被清洗干净。芬兰人有一句古语 unassa ollaan kuin kirkossa，意为"洗桑拿时的表现要像在教堂中一样"。由此可见，桑拿在芬兰人

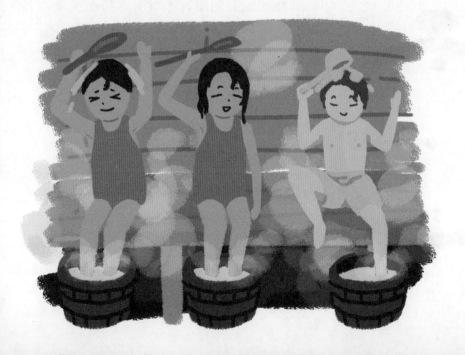

心目中有着多么至高无上的地位。凡是违反上述规定的芬兰人，都可能受到桑拿的永久守护者——"桑拿精灵"的惩罚。

虽然桑拿一词来自芬兰语，但古代文献中早就有关于桑拿理念的记载。

公元前 5 世纪，古希腊历史学家希罗多德在自己的著作中对桑拿进行了描述：来自波斯的一支游牧部落西徐亚人聚在小帐篷里，他们在高温的石头上烧水，在振奋精神的同时，还可以清洁身体。西徐亚人非常享受这个过程，每次都会兴奋得欢呼。

而北美阿巴契人则用柳条编成框架，外覆毛皮，以此盖成"汗屋"，汗屋最多可容纳 12 个人。人们脱光衣服围坐在加热的岩石周围，不时有人将石头浸入水中形成蒸汽，他们以这种方式清洁身体和灵魂。

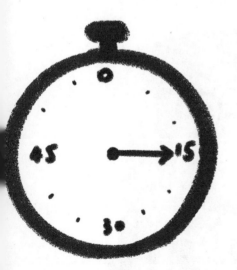

显而易见，桑拿的作用是通过出汗来打开毛孔，从而清洁皮肤。

在温度 70℃、湿度 40% 的环境中，15 分钟的桑拿能够提高体表温度。体温升高可以加快血液循环，增强肺活量，

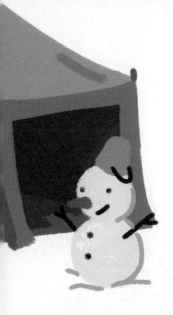

使氧的摄入量提高。这也是为什么有些耐力型运动员会将桑拿作为一个训练途径的原因。

桑拿后用冷水冲凉，会使大脑中产生一种让人感觉良好的内啡肽，可用于治疗轻微的抑郁症。

相关研究还认为，桑拿后用冷水冲凉有可能增加机体白细胞数量，进而增强免疫系统的功能。这和芬兰人坚信桑拿可以治疗普通感冒是一样的道理。

此外，桑拿可以促进血液循环、疏通经络、清除湿寒，因此还能缓解部分因关节炎引起的疼痛。

不过，纵使桑拿有这么多功效，但其能起到的养颜排毒的作用绝没有广告上宣传的那么大。大家知道，汗液中 99% 都是水分，其余是微量的盐和其他矿物质。出汗时，皮肤上的水分蒸发，进而机体得到冷却，但并不能排出很多废物。人体中主要负责排毒的是肝脏和肾脏，这两个器官能够将毒素转化为有益无害的物质，或直接将毒素排出体外。

有人认为喝醉后洗个桑拿可以帮助消除宿醉，这也是夸大了桑拿的作用。15 分钟的桑拿会使人体排出大量汗液，过度出汗只会导致脱水，从而加重肾脏的负担，降低肾脏排泄的速度。所以要记得提醒醉酒的朋友，喝醉后洗桑拿时一定要记得大量饮水，还要补充因排出汗液而损失的盐分等物质。

整天戴口罩好不好

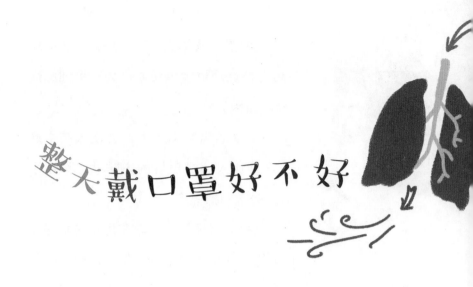

　　冬天一到，有的人常常喜欢戴口罩，有时还整天戴着口罩。他们认为，现在城市里空气污染严重，戴口罩可以预防疾病。

　　那么整天戴口罩到底好不好呢？

　　冬季气温低，戴口罩的人会比较多。特别在北方地区，在寒冷的季节里，或有风沙时，在户外活动时戴上口罩，对于防病、御寒、挡风沙有一定作用。在空气受到污染的环境中工作和活动，戴口罩是安全生产必不可少的，可以保护人体不受或少受空气污染的影响。

　　戴口罩可以减少冷空气对呼吸道的影响，也可以降低冷热空气交替对呼吸道的刺激，从而有效降低呼吸道疾病的患病率。

　　但是，戴口罩的时间并不是越长越好。整天戴口罩，或长时间戴口罩是不可取的！要知道，就是在医院里工作的医务工作者，虽然天天和病人接触，但也不是整天戴口罩的，只有在传染病科或在重症监护室工作的医务人员通常才会长时间戴口罩。普通人在一般环境中，即使长期在室外活动，也没有必要整天戴口罩。

整天戴口罩之所以不好，是因为长时间戴口罩会使得鼻腔及整个呼吸道黏膜对冷空气的适应能力变差，也使得人体对支气管炎等呼吸道疾病的抵抗力降低。这样，一旦不戴口罩则更容易感冒。这是因为从生理结构来看，鼻腔黏膜的血液循环是非常丰富的，鼻腔里的通道又很曲折，鼻毛则是一道过滤空气的天然"屏障"。当吸入空气时，气流在曲折的通道中形成一股旋涡，使吸入鼻腔的气流得到加温。有人进行过专门的测试，发现 −7℃的冷空气经鼻腔吸入肺部时，已被加温至 28.8℃，接近于人体正常温度。这一项试验表明，即使在寒冷的冬天，进入呼吸道和肺部的空气并没有想象中的那么寒冷。而且，长期戴口罩会使鼻黏膜变得脆弱，削弱鼻腔原有的生理功能，降低自身抵抗力。

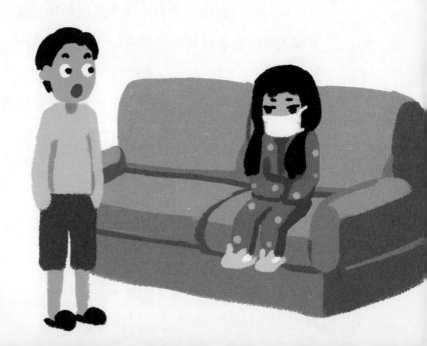

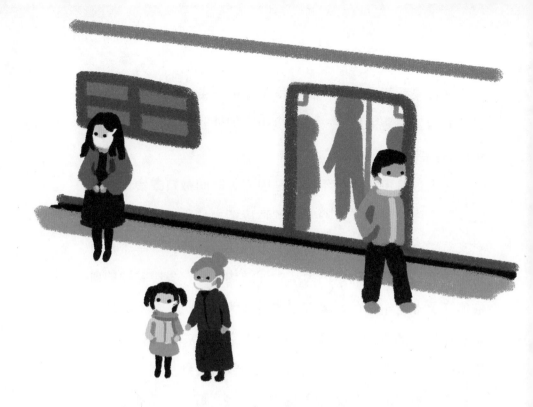

　　由此可见，在某些环境中戴口罩还是有必要的，例如人多或空气不流通的地方、野外、空气被污染的环境等。但是，口罩不能长时间戴用，即使在寒冷的冬天，也不能长时间戴口罩。当然，要是在存在大量病原菌的公共场所，需要接触传染病人或重症病人，或在被污染的环境中活动和工作，较长时间戴口罩则是必要的。这也是预防呼吸道传染病的一种有效方法。要是单纯为了御寒就不要习惯性地长时间戴上口罩。

　　还要指出的是，口罩用久了一定要及时清洗和更换。如果使用者感到呼吸阻力变大时，也要及时更换。

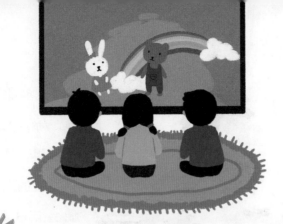

长时间看电视的代价

看电视是许多人的一种娱乐方式，对青少年来说也不例外。不过，一些人长时间沉湎于看电视，其实是有许多危害的。

说到危害，也许你立马想到的是电视辐射的危害。的确，阴极射线管电视机会释放出低频率的紫外线辐射，但随着用铅玻璃制造阴极射线管和平板电视机，电视辐射已经大为降低。而且，只要距离电视机远点就可以解决辐射的问题了。

那么，长时间看电视究竟有什么危害呢？

首先是影响视力。看电视时间久了，会出现眼睛干涩、酸痛、视觉模糊、流眼泪等现象。这是因为长时间近距离看电视，眼内外肌肉长时间处于收缩状态而得不到休息。久而久之，当看远处时，眼睛的肌肉不能随之放松而依旧呈收缩状态，从而形成近视。有些青少年过完一个暑假后视力明显下降，就是因为暑假中长时间看电视的缘故。

其次，长时间保持一种姿势坐在椅子或沙发上看电视，

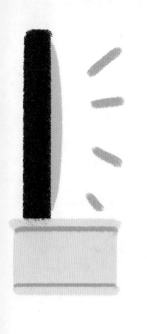

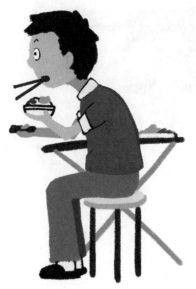

颈椎、脊椎容易受压迫，导致血液运行发生障碍，使肢体得不到足够的血液供应，便会产生麻木的感觉。四肢得不到足够的血液供应，就会手足不温；皮肤得不到足够的血液供应，就会干燥脱屑。久坐不动也是导致静脉血栓形成的一大原因。看电视是一种被动活动。长时间坐在电视机前时，身体处于安静状态，身体的代谢率降低，消耗的热量也相当低，由此导致肥胖的概率也会大大增加。

再次，长时间看电视最大的危害是容易使人养成一种懒惰的生活习性。因为看电视不太需要动脑筋，也不需要精力很集中，这也是电视对一些人，特别是孩子具有吸引力的原因之一。固然有一些电视节目具有教育意义，但把大量时间消耗在看电视上，必然会

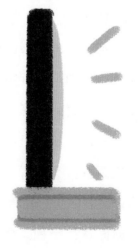

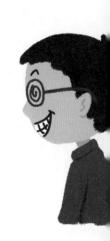

减少阅读和户外活动时间，占用孩子从事其他独立活动或参与集体活动的时间，减少了人际交往和交流活动，孩子学习语言的途径被迫减少。所以把过多的时间花在看电视上总的来说无益于智力开发。

除此之外，长时间沉湎于看电视，还有可能养成不健康的行为模式和不良的饮食习惯。其原因是电视里常会出现一些抽烟、酗酒和不健康生活方式的画面，还会出现一些宣传不健康食品的电视广告，播放含有暴力内容的电视节目等。对于一些缺乏足够辨别力的未成年人而言，这些电视节目很容易造成不良影响。

总之，对于青少年来说，看电视要有度、有节制，千万不能沉溺于看电视。

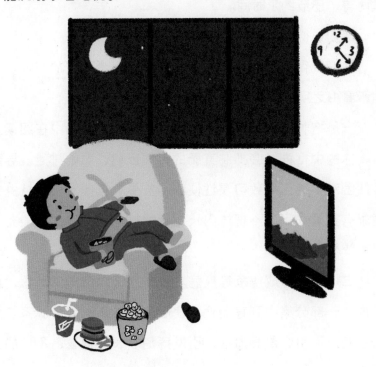

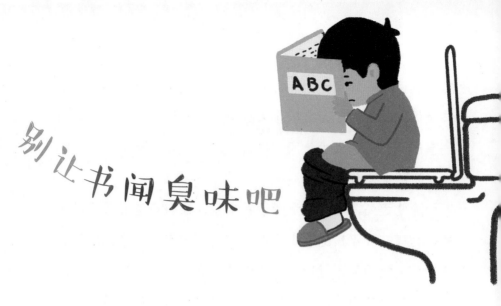

别让书闻臭味吧

有的人上厕所习惯看书，他们还想当然地认为："厕所里放一本书，一边看书，一边排便，既读了书又排了便，一举两得，还节约了时间。"

他们说得对不对？上厕所看书到底好不好呢？

他们说得当然不对，上厕所看书是一个不好的习惯。上厕所看书之所以不好，原因有三点。

一是拖长上厕所的时间。因为你把注意力集中在阅读上时，你的中枢神经会抑制直肠的排便反射，影响排泄，导致排便困难，甚至导致习惯性便秘的发生。排便对于保持身体健康有重要作用。不把体内代谢废物排除，身体就不能充分摄取营养物质。

二是容易形成痔疮等疾病。长时间下蹲位看书看报，血液很大一部分集中到直肠处，使肛门静脉系和腔静脉系扩大曲张变形，引起静脉血栓，引发痔疮。长期便秘、不良的大便习惯，是导致痔疮的诱因。有人做过调查，有在排便时看书看报习惯的痔疮患者，占了多数。大便时喜欢看书看报的人是痔疮的高发人群。

三是影响视力。因为卫生间的照明不是为看书准备的，一般都比较暗，容易引起视觉疲劳，进而导致视力下降。

综上所述，上厕所看书绝对是一个不好的习惯。当然，有人把上厕所看书看报作为一种打发时间的方法，或者有人特别爱惜自己的时间，即使是上厕所的那一点儿时间，他也不肯浪费。这种爱惜时间的精神可嘉，但这种不利健康的习惯不值得提倡和效仿。

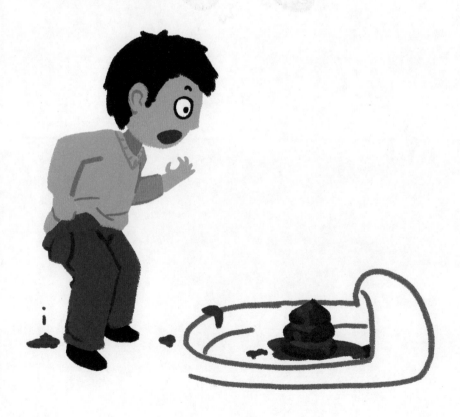

所以，为了身体健康，进入厕所就要像演员登上舞台一样，排除杂念，闭上眼睛，双手握拳，专心致志地进行排便，小腹用力一次性把它解完，每次排便最好不要超过 3 分钟。

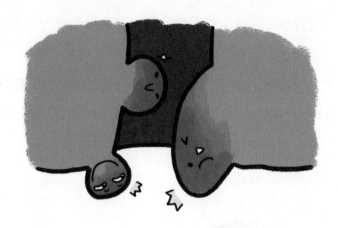

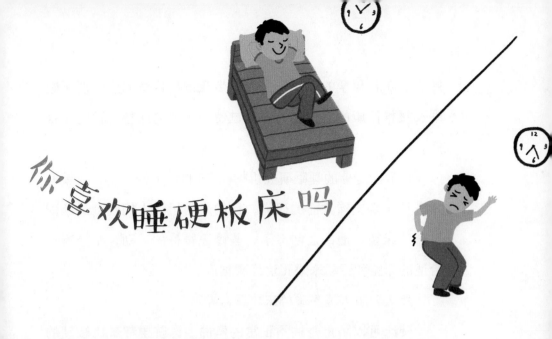

你喜欢睡硬板床吗

对于腰椎病患者来说，经常会听到周围好心人的叮嘱："睡硬板床吧！"

睡硬板床可以帮助腰椎病患者摆脱腰椎病折磨吗？

在现实生活中，人们一般不会直接睡在硬板床上，上面总会垫一两层被褥。即使直接睡在硬板床上，也没有人可以在硬板床上一直保持一个姿势，通常会不停地翻身来维持血液流动的顺畅。如果是这样的话，不停地翻来覆去，腰椎病不仅不可能好，还会严重影响睡眠质量，从而影响身体健康。

有健康专家发现，帮助腰椎病患者摆脱腰椎病折磨的床和床垫，不在于表面的硬、软，而在于为患者提供充足而适当的"支撑"。

现代医学研究显示，不符合腰椎曲线的床垫，不管过硬还是过软，都无益于腰椎病患者！有关研究发现，腰椎病由物理原因导致，只有用物理方法才可以解决，药物很难根本解决。随着科学的发展，人们逐步意识到合适的床垫对于睡眠及腰椎健康的重要性，并通过使用合适的床垫来预防腰椎病。

世界上专业的睡眠研究机构在 20 世纪七八十年代，就开始进行床垫支撑方面的研究，目的是为了让人们找到最匹配自身的床垫。他们还创造了一些修正脊椎的运动，希望通过合适的床垫和运动来矫正治疗腰椎病。

那么健康人睡多硬的床才适合呢？

硬床可以防止脊柱不正常的弯曲。医院里都是比较硬的床，这是因为硬床对病人恢复健康确实有好处。现今广泛流行的席梦思床垫，弹性过强，有的还很软，虽然人们睡在上面感觉十分舒服，但其实这样的床垫并不好，它容易使脊柱变形。过软的床垫由于支撑力度不够，身体陷入床垫里，有

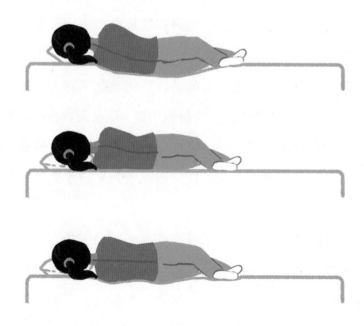

时想翻身也不是一件轻而易举的事，还容易造成肌肉紧张，引起腰酸背痛。

健康的人睡硬板床也不合适。由于人体脊椎呈浅 S 型，躺下时需要有适当硬度的支撑物，当躺在一张硬床上时，腰部没有紧贴床垫，而是处于悬空状态。这样，睡觉时腰部没有得到任何有效支撑，始终处于受力的紧张状态。因此有一定弹性的床垫对人体的舒适感和睡眠质量至关重要。健康的人选床垫不能单纯依靠自我感觉，太软或太硬都不合适。

选择床垫的软硬因人而异，应根据身高与体重的差异和个人习惯而定。体重较轻者睡较软的床，使肩部、臀部稍微陷入床垫，腰部得到充分支撑。而体重较重者适合睡较硬的床垫，使身体每个部位都能得到有效支撑，特别是颈部与腰部能得到良好支撑。

德国的儿科专家更是大力推荐让婴幼儿睡中等软度的床垫。这种床垫一般由较柔软的上、下层和结实的中间层组合而成。中间层可以给孩子的身体以必需的支撑，同时还可以将所受到的压力传递给柔软的下层，从而托起孩子的整个身体，不至于引起脊柱畸形。无疑，这种中等软度的床垫最适合婴幼儿睡，有利于孩子脊椎的生长、发育。

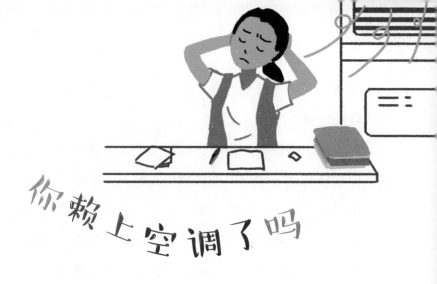

你赖上空调了吗

随着生活条件的改善，很多人白天在有空调的办公室上班，下班后又在有空调的居室中生活。特别是在酷热的夏季和寒冷的冬季，他们连午饭、午休也"足不出楼"。那么，长期在空调环境下工作和生活好不好呢？

答案当然是不好。长期在空调环境中工作和生活的人，因空气不流通，环境得不到改善，会出现鼻塞、头晕、打喷嚏、耳鸣、乏力、记忆力减退等症状，甚至会出现皮肤干燥、瘙痒，皮肤纹理粗糙等一系列症状，还会使哮喘发病率上升。这类现象在现代医学上称为"空调综合征"或"空调病"。

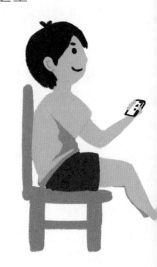

长期在空调环境中工作和生活的人之所以会发生空调病，有以下几个原因：

一是长期处于冷空调环境中，人体四

肢的温度低于躯干的温度。且长时间生活在单调不变的空调环境中，人体的生物节律会受到一定破坏，也可能造成自主神经功能紊乱，出现空调病的症状，主要表现为易怒、紧张、失眠等。

二是空调长时间使用的话，会吸收大量的负离子，从而使室内空气中的负离子极度减少，甚至降到零。而空气负离子是空气"维生素"，有助于使人精神振奋；相反，缺乏负离子会使人觉得空气"不新鲜"，让人感到胸闷、心慌、头晕、无力，工作效率和健康状况明显下降。

三是从温度较高的室外或其他房屋进入有空调设备的室内，温差较大且温度骤变，人体的自主神经系统难以适应。

在30℃以上的酷暑天气里，人体的血管会扩张，以帮助身体散热。一旦遇冷，血管就会立刻收缩，神经也随着紧张起来。这种骤然变化会造成人体的不适，从而产生各种症状。另外使用空调会使室内空气更换频繁，皮肤容易干燥，进而老化。

此外，由于空调房间通常是封闭的，办公场所往往人员众多，加之有些办公楼的通风条件也不好，给螨虫等病原提供了生存环境。整天都待在办公室内，不但空气质量不佳，还容易受到螨虫的侵害。所以，患过敏性皮炎的"白领"占了很大比例，而这与办公楼内的中央空调有很大关系。

所以，青少年朋友正值生长发育的关键时期，也不要长久待在空调环境中。尽可能多到室外呼吸新鲜空气和参加运动，才是最有益的。

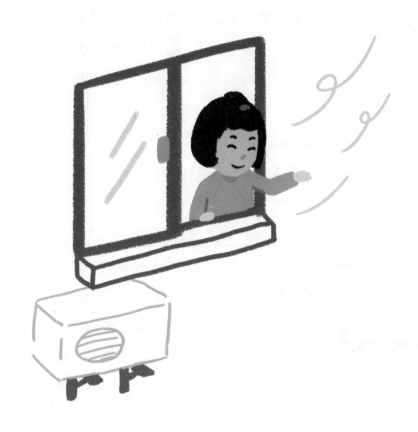

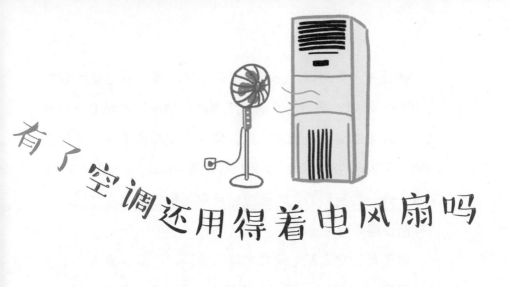

有了空调还用得着电风扇吗

炎热的夏天到了，小刚家已经装了空调，小刚妈妈又去家电大卖场买了一台电风扇，想让空调和电风扇搭配着使用。邻居李奶奶却不以为然，说有了空调，再买电风扇没必要，浪费钱。小刚妈妈这样做真的是多此一举吗？空调到底有没有必要和电风扇搭配着一起使用呢？

制冷专家告诉我们：电风扇搭配空调使用，可以减少电能消耗，起到省电作用。

你一定要问了：有了空调，又用电风扇，怎么能省电呢？

原来，一般家用空调是分体式空调，它的冷气投送半径约1.5米。即便是柜式空调冷气投送，半径一般也只有2.5米。而家庭居室面积一般有十多个平方米，客厅面积大的话有几十个平方米。这样，室内冷热不均是十分自然的。有些人为了快速降温，往往把空调制冷温度调得较低，这样做就增加了耗电量。

据有关人员测试，空调温度每下降一度，耗电量就增加约10%。所以，适当把空调温度调高一两度，再配上一台电风扇，人体感觉可能更加凉爽，但耗电量却会下降。因为空调的功率大多在1000瓦以上，而电风扇的功率一般在50瓦左右。开一会空调后，再通过电风扇加快室内的空气流动，同样能使房间内温度降下来。

　　对于夏天空调配电风扇的使用方法，许多专家也给予了肯定回答。他们认为，空调和电风扇结合使用确实可以省电，而且使人感觉舒适，是一个既省电又享受清凉的好方法。

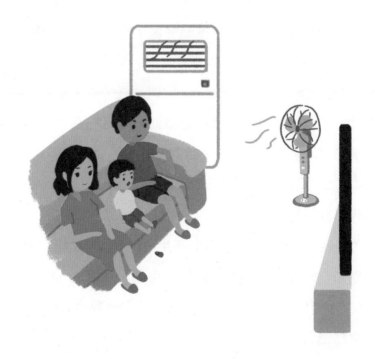

　　为了节约用电，专家建议：使用空调时，要注意保持必要的室内通风，在一整天的使用过程中，关机几次，开窗通风。这样，不仅可以享受清凉，还可以保持室内氧气的浓度，

有利于身体健康。虽然目前没有确切的通风时间标准，但专家建议每次关机通风 15 – 30 分钟为宜。

使用空调时，不应频繁开关，要注意有效使用定时器。睡眠或外出时，可利用定时器使其仅在必要的时间内运转，以便省电。夏季，遮住日光的直射可使空调节电约 5%。此外，还要注意不要遮挡室外机的吹风口，以免影响冷暖气流通气而造成电的浪费。

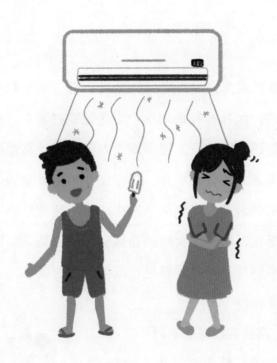

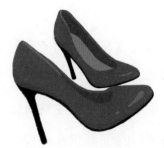

高跟鞋只是漂亮吗

　　高跟鞋顾名思义是指鞋跟比较高的鞋。高跟鞋有许多种不同的款式，尤其在鞋跟的变化上更是花样繁多，如细跟、粗跟、楔型跟、钉型跟、槌型跟、刀型跟等。高跟鞋除了具有增加高度这一重要功能外，还能使女性更具魅力。因为女士踩着高跟鞋走路，步幅势必减小，重心还会后移，这样腿部就相应挺直，增加了女性的曲线美、姿态美。所以许多女性都爱穿高跟鞋，穿高跟鞋早已成为一种时尚，而且鞋跟也变得越来越高。

　　那么，常穿高跟鞋到底好不好呢？

　　我们知道，鞋跟高度适宜的鞋子穿在脚上，全身的重量由全足负担。由于高跟鞋跟部的过高设计并不符合人体力学，穿高跟鞋的人的脚跟明显比脚趾来得高，加上鞋的前部比较紧

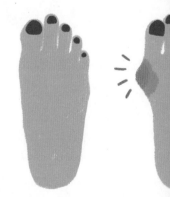

窄，女士穿上高跟鞋以后，后腿紧绷，身体会略前倾。这样一来，全身的重量就落在了脚掌上，受力集中于脚趾且不均匀，破坏了正常的重力传递负荷线，导致膝部及腰部承受过多的压力。这种不正常的受力姿势会造成跖趾关节变形，还会导致腰背部肌肉的韧带劳损、慢性腰痛和髋膝关节疼痛的发生。若这种不正确的受力姿势长时间持续下去，症状可能会进一步加剧，严重时还会影响行走活动。穿高跟鞋走路时如果一不留神，还会造成扭伤、摔伤等。

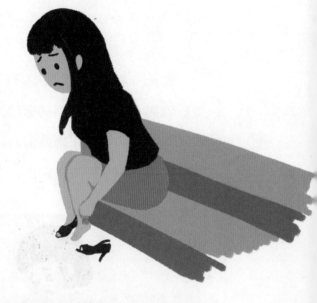

女性的足骨发育成熟在15—16岁。因此，女生过早穿高跟鞋往往会使足骨按高跟鞋的角度来完成骨化过程，容易发生畸形。而骨盆是由骶骨、尾骨、左右髋骨、韧带及关节结合而成的一个骨环，一般到25岁才定型。骨盆是人体承受和传递重力的重要结构，未定型的骨盆若负荷加重的话，可能会导致骨盆口狭窄，直接影响成人后的分娩。

所以，从医学角度看，经常长时间穿高跟鞋并不好。特别是正值青春期的少女更不适宜穿高跟鞋。医生建议，女性穿高跟鞋的鞋跟在3.3厘米以下较为合适，就是在有必要穿高跟鞋时，也不要常穿。

饭后可不可以剧烈运动

家长和老师经常会叮嘱我们，饭后不要剧烈运动。的确，饭后确实不宜从事剧烈的运动，运动和吃饭之间要保持一定的时间间隔。因为在剧烈运动时，人体为了保证肌肉骨骼所需要的氧气和营养物质供应，在中枢神经系统的调节下，全

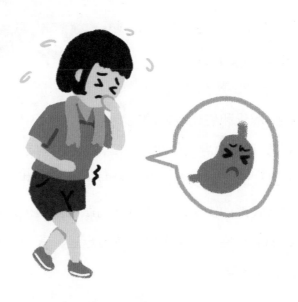

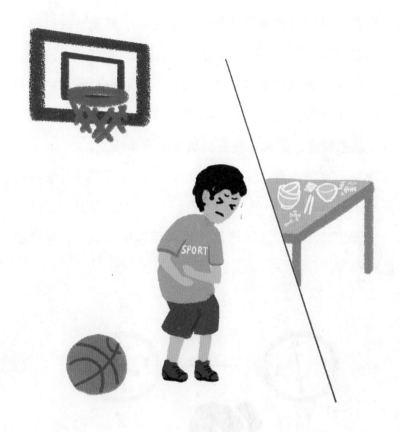

身的血液会重新进行分配。肌肉里的血液增加后，胃及内脏里的血液就会相对地减少，从而抑制消化液的分泌和消化管的蠕动，容易造成消化不良和吸收不良，影响新陈代谢，甚至造成慢性胃病。

另外，饭后立刻进行剧烈运动，还可能会因胃肠的震动和肠系膜的牵扯而引起腹痛及不适感，影响人体的健康。饱食后游泳可能会造成胸口刺痛或者呕吐，导致意外事故。

至于有人说，饭后马上运动，食物会掉进阑尾里引起阑尾炎。从医学的角度来看，这种说法缺乏充分的科学依据。

因为食物由口腔经食管到胃里进行消化，一般需要经过三四个小时才能排空，再从十二指肠、小肠到大肠，还要经过三四个小时才能到达阑尾附近。所以，饭后剧烈运动后，食物会掉进阑尾里引起阑尾炎的说法是没有科学根据的。急性阑尾炎是急腹症，是阑尾腔梗阻及细菌感染所致。

饭后不宜马上进行剧烈的运动，一般在饭后 1.5 小时以后开始才是适宜的。但是，饭后进行不太剧烈的适量的运动，如散步及比较和缓的文体活动，不仅可以帮助消化，对健康也是有利的。

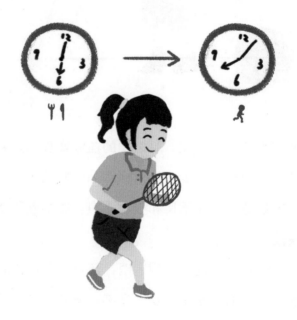

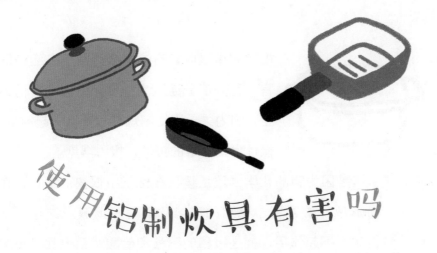

使用铝制炊具有害吗

有国外学者调查研究后发现,在老年痴呆(阿尔兹海默病)者的脑组织中,铝的含量明显高于正常老人。铝在人体特别是在大脑皮层内沉积,是老年痴呆的发病因素之一。有人据此告诫人们,常用铝制炊具对人体有害,摄入过量的铝会导致老年痴呆,所以不要用铝制炊具和餐具。

我们每个家庭或多或少都会购买一些铝制炊具和餐具,那么使用这些物品到底会不会对健康有害呢?

一种物质有毒还是无毒是相对的。从食品卫生学的角度看,世界上绝对无毒的物质是不存在的。我们通常把各种物质按其毒性大小分为6类:极毒、剧毒、中毒、弱毒、实际无毒和相对无害的物质。铝,属于无毒物质。铝是正常生物体内的一种元素,正常人体的器官和组织中都含有微量的铝。摄入正常数量范围内的铝后,

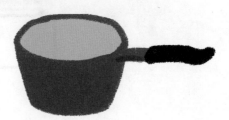

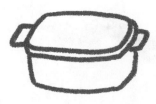

由胃肠道吸收，有一部分分布于各组织器官，另一部分通过大小便排出。到目前为止，国内关于因铝制炊具和餐具引起的急、慢性食物中毒的报道，极为罕见。

这是因为铝的化学性质活泼，在空气中很快被氧化，在表面形成一层紧密、稳定的难溶化氧化铝薄膜。这样，水与铝完全不起作用，就是极稀的硝酸和硫酸对铝也几乎不起作用。铝与冷的有机酸如醋酸、柠檬酸等均无作用，只在100℃的高温下才会有反应。所以，使用铝制炊具和餐具是比较安全的，一般不会污染食物，也不会发生食物中毒。

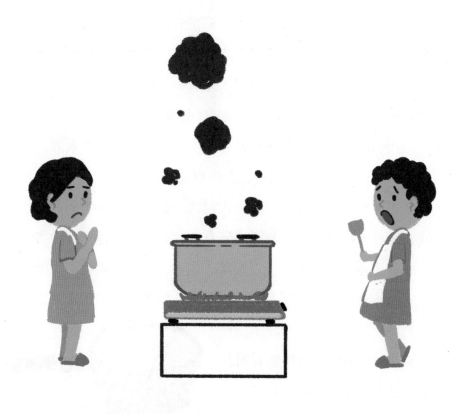

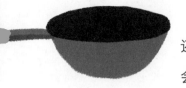

当然，如果大剂量摄入或吸入铝粉，还是会引起中毒的。同时，人体内缺铁会造成对大脑的供血、供氧不足，也会使脑功能减退。所以，有医学专家建议，经常使用铁制餐具和炊具，用铁锅、铁铲炒菜，减少使用铝制餐具，特别是不要用铝制餐具来存放有咸味或酸、碱性的食物也是有道理的。

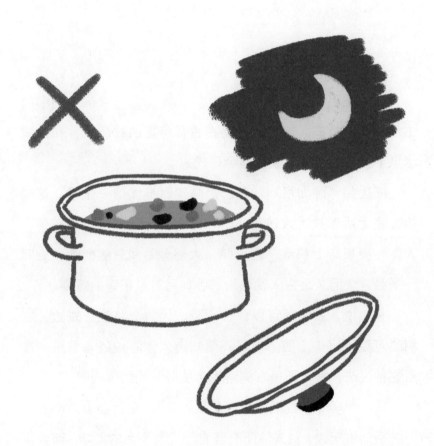

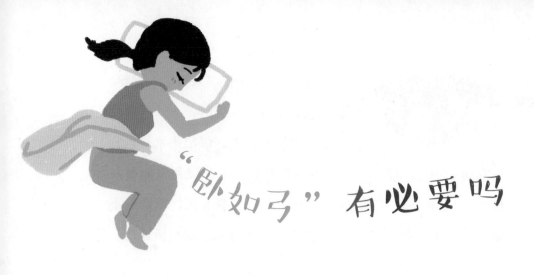

"卧如弓" 有必要吗

　　古人提出的"立如松，坐如钟，卧如弓"曾被人们奉为生活的标准模式。其实，这是在古代特定的物质条件和认知水平下提出的，并不完全适合现代人。

　　就比如"卧如弓"，意思是睡觉时身体像一张弓。这样的睡姿之所以被古人认可，是因为古代人睡的床都比较硬，人体在硬板床上很难一直平躺，大部分时间只能侧睡，如同一张弓，久而久之古人就认为"卧如弓"是正确的睡姿。

　　有人说，右侧睡可以保护心脏，因为心脏位于左边，右侧睡可以不压迫心脏。但是，要知道人体右边还有肝脏，按照这种说法，那是不是右侧睡也会使肝脏受到压迫呢？

　　日本医学专家提倡的睡姿是平躺仰卧。这种睡姿对心脏、肝脏不产生压迫，对人体所有器官都没有不良的影响。而且，这种睡姿有利于睡眠，进入深睡眠最快、时间最长。而深睡眠时间越长，生长激素的产生也越丰富。平躺仰卧的睡姿像一个"大"字形，这种姿势有利于血液循环，同样符合睡眠卫生。但要注意，仰卧时不要将手放在胸部，因为这样容易引起梦魇。

科学合理的卧姿应尽量使腰部保持自然的生理弧度，仰卧时可以在下肢下方垫一软枕，以使双髋及双膝呈屈曲状。这种卧姿可以使全身的肌肉放松，并使腰椎间隙压力明显降低，减轻椎间盘后突，降低髂腰部肌肉的张力，避免对坐骨神经的压迫。这种卧姿对患有腰椎间盘突出症或伴有坐骨神经痛症状的其他下腰部疼痛的人最为适合。

也有人喜欢俯卧。由于这种睡姿压迫胸部，影响呼吸，使心肺工作量增加，不利于健康，所以也不提倡这种睡姿。

当然，对于一个健康人来说，大可不必过分拘泥自己的睡眠姿势，"卧如弓"的侧卧和像一个"大"字形的仰卧都

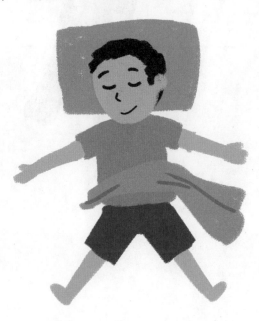

是可以采用的睡姿。事实上一夜之间，人往往不能保持一个固定的姿势睡到天明，绝大多数的人都会变换睡觉的姿势，这样更有利于解除疲劳。

只要睡眠时能使全身处于放松状态，呼吸匀和，心跳减慢，使大脑、心、肺、胃、肠、肌肉、骨骼得到充分休息和氧气供给的睡姿，就是正确、适合自己的睡眠姿势。

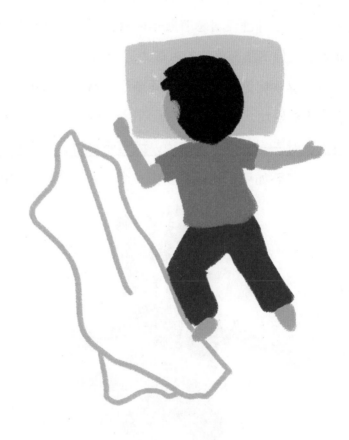

基因与遗传

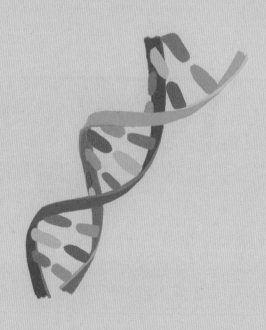

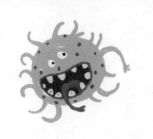

好细菌坏细菌

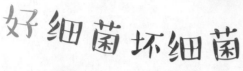

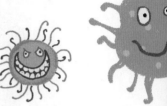

　　细菌像很小的单细胞植物，它们比你体内的大多数细胞还要小。细菌在数量上与人体内的细胞相比大约是 10∶1。细菌以垃圾为食，使土壤变得肥沃，还可以把我们吃的食物转变为有用的维生素，然而却没有获得任何尊重。当大多数人谈到细菌时，语气都是厌恶的，仅仅是因为有一些不好的病菌可以让我们生病。然而，想要摆脱细菌简直是不切实际的。细菌可能是地球上出现的第一种生命形式，它们生活在每一个你能想象得到的角落里：在温泉里，在火山口，在硫磺泉的下面，或者在冰冷的南极大陆。随手抓起一把泥土，你就会抓到一把细菌。细菌统治着世界，

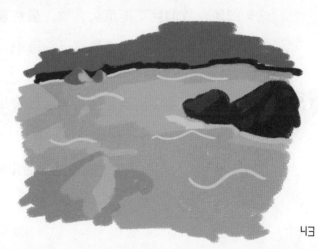

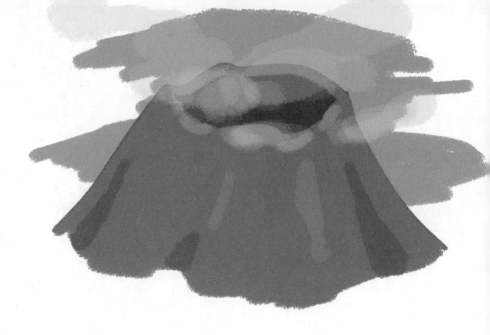

我们也将永远生活在细菌时代。

人的皮肤表面覆盖了许多种无害的细菌。它们在你出生时就来了，并在你的童年时期逐步建立起一个十分紧密的团体。它们对前来侵略的细菌还是很不客气的，因为它们一定会保护自己的地盘。这样一来，有害细菌（我们平常称之为病菌）就很难在你的皮肤上找到立足之地了。

人体的整个消化道也布满了细菌。它们与体内自身的化学物质一起来分解食物，把食物转变成有用的维生素和矿物质，确保肠壁能够吸收营养物质并使其进入血液循环。没有这些细菌，我们就不能消化食物。虽然婴儿在出生时是相对无菌的，但当他们暴露于细菌中，接触到可以产生抗体的病菌却是很有必要的。这样可以帮助他们建立有效的消化系统和免疫系统，从而有足够的能力防御病菌的入侵。在一些情况下，哮喘和过敏是过度活化的免疫系统不知道怎样征服入侵颗粒的一种反应。

当然，我们不能否认外界存在坏的细菌，如沙门氏菌、大肠埃希菌和霍乱弧菌等会损伤我们的肠道，并有潜在的致命性。然而很多人喜欢使用的抗菌肥皂并不能杀死这些细菌，只有适当烹煮食物和处理水才可以。感冒是由病毒而非细菌引起的，因此抗菌肥皂也是不起作用的。抗菌肥皂不能100%地杀死一个特定种类的细菌，它只能杀死90%，剩下生命力强的10%的细菌可以抵抗三氯苯氧氨酚这种抗菌的化学物质。接下来这些细菌繁殖的下一代对三氯苯氧氨酚就有了更强的抵抗力。很快，三氯苯氧氨酚也将会一点作用也起不了，因为细菌已经变异为"超级病菌"。酒精和漂白粉杀死了细菌，然后就蒸发了；细菌对这些化学物质无法产生抗药性，因此酒精和漂白粉在杀死病菌方面更加实用。不过，你可不能因为一个人很爱干净而责备他。肥皂可以洗掉身体上的污垢，也可以洗掉新感染的、还没来得及进入体内和繁殖的病菌。如果你真的想降低被有害细菌（或感冒病毒）感染的概率，那就洗手吧！这显然是明智的。基本的卫生保健，如洗手、适当地处理食物、使用干净水、隔离病人等延长了人类的预期寿命，这比任何药物治疗和外科技术起的作用还大。

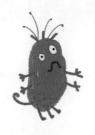
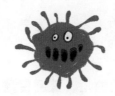

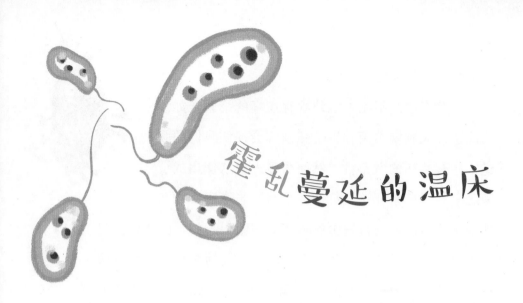

霍乱蔓延的温床

通常我们会认为大灾难后，对供水最大的威胁是大量的尸体得不到及时的安置，因为天灾人祸后尸体会造成流行性霍乱而污染水源。其实，这种认识是错误的，我们先认识一下霍乱吧。

霍乱是一种因摄入被霍乱弧菌污染的食物或水源而引起的急性感染性腹泻。它通过受污染的食物或水源传播，造成腹泻，令患者脱水和肾衰竭而死亡。

霍乱只需短短几个小时就可以爆发，因此它能够迅速地传播，甚至能够在一天之内杀死一个健康的成年人。虽然大约75%的人在感染霍乱之后症状发展并不迅速，但病菌能在感染者的粪便中存留长达两周，从而导致疾病的传播。免疫系统受损的患者，如营养不良者或者艾滋病人，感染霍乱后的死亡率最高。

最可怕的是，霍乱传播的最佳环境是集体生活的群体。

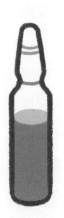

灾难后的幸存者们挤在一起，洁净的水源短缺，排泄物也无法安全处理。这种情况一般会发生在刚经历过地震、洪水的城市，或是在爆发战争的国家里那些由于基础设施遭到损坏的城市中。

尸体在霍乱的传播中并不起作用。霍乱弧菌对干燥、日光、热、酸等普通消毒手段较为敏感。然而，"尸体堆积"会引起霍乱爆发几乎成了人们的普遍共识。大多数的新闻媒体每次重复播报消息的时候往往会说: 在大灾难之后爆发了霍乱。这大概就是引起人们误解的原因。

霍乱不是不治之症，有效的治疗能拯救超过 99% 患者的生命。简单且廉价的口服补盐液也可以用于治疗霍乱。

但是据世界卫生组织估计，每年仍有 12 万人死于霍乱。这并不是警告。历史上第 7 次霍乱大流行于 1961 年在印度尼西亚爆发，持续时间相当长，经由亚洲、欧洲和非洲传播，于 1991 年波及拉丁美洲。在此前拉丁美洲已有超过一个世纪没有爆发过霍乱了。到目前为止，这是流行时间最长的一场霍乱，现代交通的发展可能导致了被感染的人群和食品迅速扩散。

大规模流行性传染病是世界范围的问题。流行性传染病通常会在没有足够的人群让它继续传播的时候，或者人们自然产生了免疫力，或者人们注射过疫苗后消亡。

所以，一旦发生大灾难，一定要对幸存者进行健康卫生管理，及时切断传染源，以避免流行性疾病的大规模爆发。

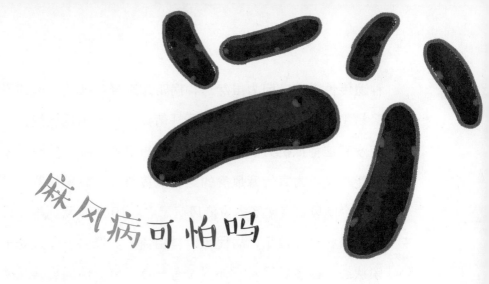

麻风病可怕吗

　　麻风病或许是人类最古老的传染病，"麻风"一词曾用于泛指各种难看的皮肤病。它源自希腊语"鳞片"一词，所以有人只是患有较严重的银屑病，也会被人称为麻风。直到1873 年，挪威医生汉森发现导致麻风病的麻风杆菌，才使得医生们能够准确地诊断麻风病。汉森的发现具有开创性的意义，因为这是首次证明细菌能够导致人类疾病。

　　后来，为了纪念汉森医生，我们又称麻风病为汉森病。它是由麻风杆菌引起的一种慢性接触性传染病，会损伤皮肤并破坏神经末梢。这就意味着患者无法感受到疼痛，手指和脚趾易重复受伤。如果不及时治疗，时间长了之后，这些伤口会受到感染，留下难看的疤痕。麻风病如果治疗及时得当，一般患者能够较好恢复。但是如果没有采取相应的合理治疗，则可能引起瘫痪甚至失明。

　　在汉森医生发现麻风杆菌前，人们一直认为麻风病是一种遗传性疾病。因为虽然这种病听起来怪吓人的，但却不会轻易患上。大多数人对于麻风杆菌具有自然的抵抗能力，即使没有这种抵抗力的人，也只有与患者长期密切接触后才有可能感染。为宣传麻风病的这种低传染性，教皇保罗二世曾在一个麻风村亲吻了多位麻风病患者。1991年欧洲唯一现存的麻风村也开放了，居民可以自由离开。但由于一直处于封闭状态，很多居民对于外界没有一点了解。他们更喜欢待在村庄里，那里有自己的农场、教堂和葡萄园，绝不是一个简单的麻风病医院。

好消息是，1941年出现抗生素之后，麻风病便成为可以治愈的疾病。在过去20年中，上千万名患者痊愈，但每年仍

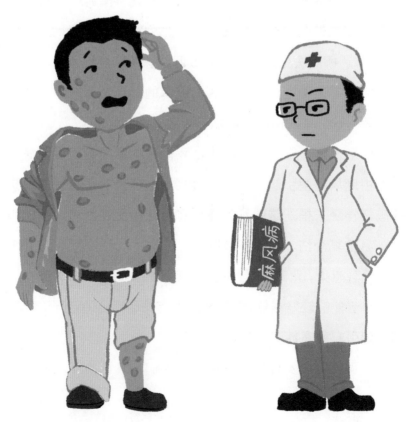

有 20 多万新增病例，全球有百万名麻风病患者正在接受或需要接受治疗。记录麻风病例的国家迄今有 100多个。在所有新增病例中，半数以上出现在印度。虽然 20 多万新增病例听起来有点高，但感染率低于万分之一。根据世界卫生组织的标准，麻风病正式被列为一种"已消除的"疾病。

　　麻风病是少数几种几乎只有人类会感染的细菌性疾病之一。在自然状况下，还可能感染麻风病的只有黑猩猩、白眉猴和九带犰狳。

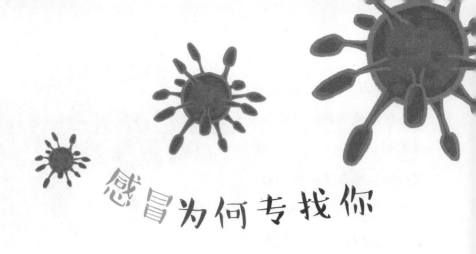

感冒为何专找你

也许大多数人一旦感冒，都会归因于吹了冷风或气温骤降的寒冷天气。其实寒冷天气或强劲的风与感冒之间并无直接的联系，因为病毒才是真正的致病原。

美国每年有 10 亿呼吸性肺炎的病例发生，这是由 200 多种不同类型的感冒病毒和几十种细菌引起的。不同的病毒会攻击身体的不同部位，这就是为什么感冒会有头痛和呼吸道不适等不同症状。病毒侵入到机体内，进入细胞里，利用细胞内的物质来进行复制。

那么，为何人们在寒冷的天气中容易感冒呢？这是因为冬季人们由于怕冷，通常会长时间待在屋子里面，并且还会紧闭门窗，这样就给了病毒以可乘之机。病毒在近距离、空气不新鲜的地方，很容易随着喷嚏和飞沫等释放到空气中，进而感染另一个人。病毒四处横行，你很难避开它。因为你不可能一直开着窗户让空气流通，或者一直待在室外。你可能以为淋雨后就会感冒，这倒未必。如果周围没有病毒的话，你一般是不会得感冒或肺炎的。淋雨之后产生的发热和想吐的感觉，源于机体在试图调节温度，并使出浑身解数来抵抗对身体有害的外界因素。一旦身体暖和起来，发热的感觉就会很快消失。流鼻涕也是同样的道理。机体的免疫系统（机体对抗病毒和细菌侵略的防御系统）感觉受到寒冷空气的侵袭，便立刻建立防御来抵抗可能的侵略者。

事实上，寒冷的天气确实会损害你的免疫系统。当身体处于温暖和休息状态时，它会调动白细胞和免疫系统的其他细胞来抵抗潜在的疾病。在低于冰点的天气中，机体不得不花双倍的时间使身体暖和起来，而不是动员免疫细胞。而在使你身体暖和的过程中，机体或多或少会降低防御。因此，当你感觉寒冷，周围又有病毒时，机体就无法像平时那样有效地抵抗病毒。病毒伺机乘虚而入，在你体内繁殖，进而使你产生"感冒"症状。此外，压力往往也会损害免疫系统。当你因为睡眠不足、运动过度、来自工作或家庭中的紧张气氛等任何一种原因感觉压力重重时，就特别容易患上感冒。

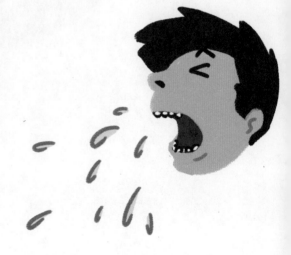

纤毛是细密的类似毛发的纤维，用来滤除有害物质，以及排除肺里的外来物质（比如说病

毒）。而寒冷的天气会使呼吸道上的纤毛麻木，削弱纤毛的上述功能。这样病毒就很容易进入肺中，最终进入血液。因此，在冬日室内要尽可能通风，和别人握手之后也要及时洗手，这样才不会让病毒有机会在机体内占得上风。

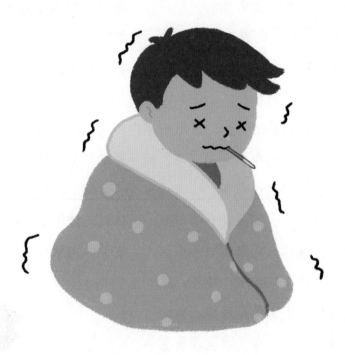

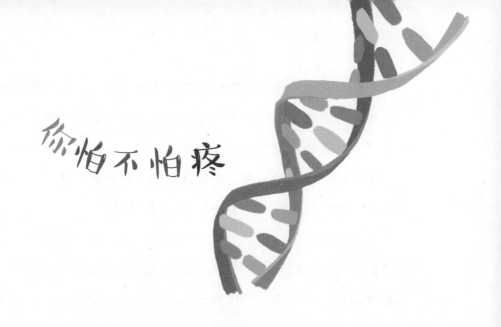

你怕不怕疼

看过《三国演义》的同学一定知道，关羽被一枝带毒的冷箭射中右臂后，在医生为其刮骨疗毒时，谈笑弈棋，全无痛苦之色的故事吧！关羽面对剧痛毫不惧怕的勇气着实令人佩服。但估计你心里肯定会问，切开皮肉，用刀刮骨，想想

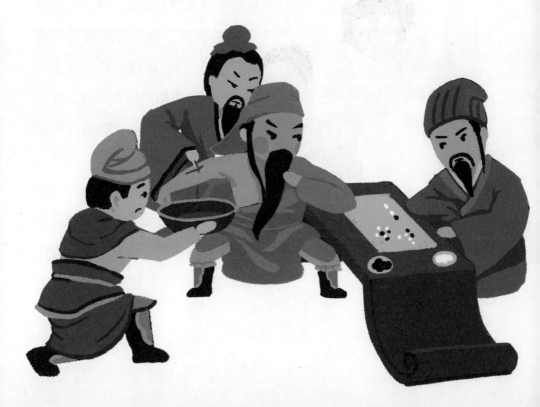

就可怕，关羽难道不怕疼吗？当然不是，每个人都不是钢铁之躯，怎么会不疼呢？不过作为东汉末期一名骁勇的名将，为了不让箭毒危及生命，关羽要比一般人更能够忍受疼痛。在生活中，你有没有发现，的确有的人对疼痛的感觉会更敏感些，有的人却不太怕疼。这是怎么回事呢？

如果问任何一位肌肉男、马拉松长跑选手或正在生孩子的妇女，"疼痛与什么有关"？他们的回答往往是"意志力"。但是现在，一个备受欢迎的由踏火者、用针刺穿自身者和特技玩命徒（他们根本感觉不到痛）构成的家族群体已向研究人员展示，不怕疼痛既是因为心理坚忍，也是由基因决定的。

这几个家族是在巴基斯坦被发现的。家族成员似乎个个不怕疼痛。例如，他们的孩子居然可从屋顶跳下或把手伸进开水里，即使受伤很重也不在乎。这是为什么呢？尽管其他方面都正常，但在神经学方面，他们就是没有疼痛感。他们知道冷热的区别，知道光滑和粗糙不一样，并且爱吃咖喱，但吃咖喱时并不感到辣。

你是否觉得感觉不到疼痛是件好事呢，但事实完全相反。因为无法感到疼痛意味着，你在有意无意之间伤了自己的时候也全然不知。疼痛现象背后隐藏着一定的分子生物学原理。它很可能源自一个单一的、躲躲闪闪的基因。如果找到了这个基因，就可能破解"伤害感受"的某些秘密，包括找到新办法来缓解疼痛。

科研人员采集了该家族6名成员的DNA样本，进行了大海捞针式的查找，最终在2号染色体区找到了该基因SCN9A。在通常情况下，该基因是一个小孔一样的通道编码，而该通道可在人感到疼痛时，让钠离子进入并激发负责发出疼痛信号的神经细胞。但就上述家族的那些成员而言，他们的这个基因发生了变异，因此无法发挥正常功能，他们的神经对疼痛也就完全无法感知。

看来，对疼痛的敏感度以及个人求助于止痛药的阈值，既是意志坚强的体现，也是遗传影响的结果。更严格地说来，正如科学家所指出的，知道了如何修正SCN9A一类基因的功能，人们就能生产出副作用更少的麻醉止痛剂，并识别那些更有镇痛需要的人。

现在你该知道怕不怕疼因人而异的原因了吧。即使你很怕疼，在疼痛面前都应该保持镇定，并妥善处理，这样你才可能将疼痛的感觉降到最低的程度。

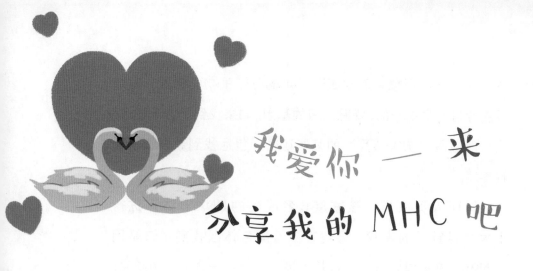

我爱你 —— 来分享我的 MHC 吧

　　有些人习惯于从科学角度认识事物，对此有人批评说有些事情是科学解释不了的，就比如说爱情。但结果却是，当爱情和吸引力决定配偶的选择时，我们还是可以从科学角度找到依据。

　　放眼整个自然界，避免近亲繁殖似乎是一种天性。近亲交配会大大增加基因相似性带来的危险。如果后代分别从双亲那里各得到一份基因，那么引起疾病、身体异常的基因的影响概率就会大大增加。而且，近亲交配繁殖会使后代身体的遗传多样性降低。这就意味着后代在多变的环境里越来越不容易适应。近亲繁殖的后代相似度增强，它们之间的竞争也将会更加激烈。

　　从另一方面看，非亲缘交配也有不利之处。因为如果很少有或完全没有基因重叠，家系内部逐渐积累起来的一些好基因或基因组，会因为非亲缘繁殖而离散，最终丧失某些遗传优势。非亲缘关系的配偶常携带能够引起感染的新病原体。所以，走出家族的领地也是有一定风险的。另外，如果配偶婚前已经在不同的环境里养成不同的习惯，那么对养育子女也存在一些不利的影响。

所以，选择一个遗传上有差异但差异不太大的伴侣，可能不失为一个较好的繁殖策略。有研究显示，生育成功率最高的可能是具有第 3 代或第 4 代的旁系亲戚关系的配偶。

还有研究表明，血液里的白细胞的表面有一种分子，能够让身体的免疫系统识别出诸如细菌或病毒等入侵者。这些分子越是多样，抵御入侵病原体的范围就越广。制造这类分子的信息是由一组叫"主要组织相容性复合体"（major histocompatibility complex，简称 MHC）的基因携带的。

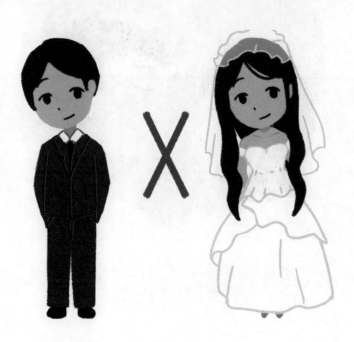

所以，当你和一个人结为配偶，而这个人又和你的 MHC 差异很大，这样造成的一个结果是：你们的后代 MHC 基因更丰富，免疫系统因而也更强大。恋上一个 MHC 基因不一样的人有一大好处，就是可以避免近亲繁殖。

　　恋爱的最后一步大概是这样的：唾液里含有一个人的 MHC 标记素，慢慢地配偶通过接吻等方式互换 MHC。这就是为什么会出现有些男女伴侣看上去很像亲兄弟姐妹，而其实他们并没任何血缘关系的原因。

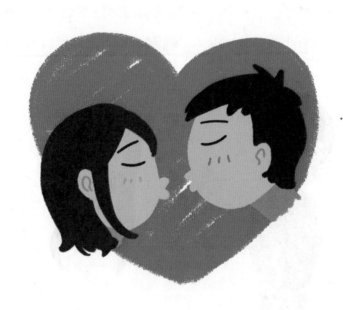

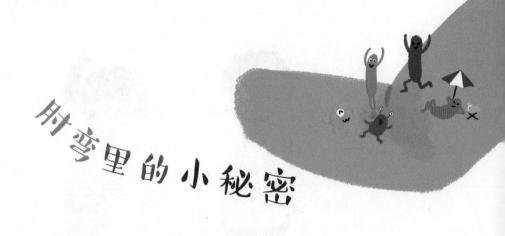

肘弯里的小秘密

　　美国国家人类基因组研究所的一个科研小组，对胳膊肘弯这片区域进行了多年仔细深入的研究。大家肯定会说，胳膊肘弯有什么好研究的？这个部位没什么疾病，也很少受伤，当然也不会有人为了肘弯更好看而去做整形手术。这你就有所不知了，实际上让科学家们特别感兴趣的是生长在这个不起眼部位的细菌。研究此处的细菌是一个大项目的一部分，而这个大项目的研究范围是整个人体。

　　科学家发现有6个截然不同的菌群生活在肘弯处，这6个菌群和生活在前臂内侧几厘米外的其他菌群又有很大不同。即使你觉得自己已经清洗得很干净了，但肘弯内每平方厘米的皮肤上仍然有不少细菌牢牢地附着在那里。其实，这些细菌是有工作要做的。它们各司其职，不会因为我们洗个澡就轻易撂挑子不干了。具体来说，它们的任务就是充当皮肤的湿润剂，处理透过皮肤排出来的粗脂肪。

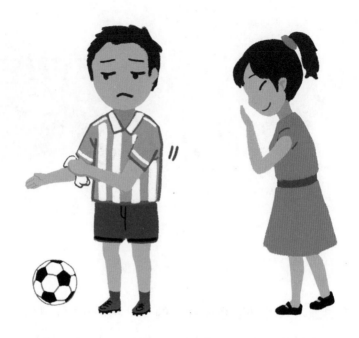

　　它们也是细菌对于人类生存很重要也很必要的一个例证。通常我们一说到细菌，往往只知道它们会引发疾病，是抗生素追杀的目标。但是美国国家人类基因组研究所的研究结果告诉我们：没有细菌，人类就无法生存。

　　研究发现，人体上的细菌总数是人所具有的活性基因数的 100 倍，由此可以了解到细菌担负着众多任务。多数基因具有生物功能，而据说细菌只需要几个基因便能进行维持自身生存的活动。由此可知，细菌在日常活动中一定为我们人体执行了大量的任务。

　　事实证明，人体各处分布着不同的菌群，它们已经有专业化的分工，换一个地方便会找不到它们的影子。人体内共有几十个细菌"部落"。你猜想可能其中有相当一部分都在消化道里吧，因为细菌在食物消化过程中发挥了至关重要的作用。但其实消化细菌群只有区区两个。身体其他部位为其余的几十个菌群所瓜分，它们各自执行着特殊的化学任务。

人身上的细菌数比细胞数多得多，每个人都专门为细菌留了居住空间。与其说细菌靠人生活，不如说人类靠身上的细菌活着。

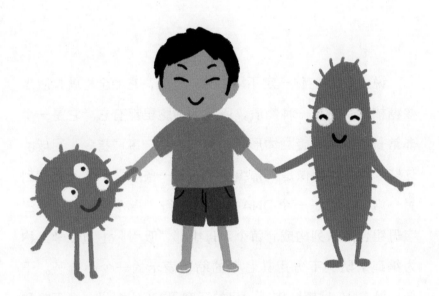

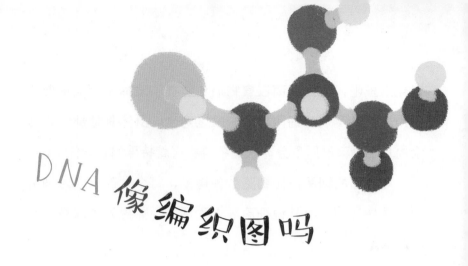

DNA 像编织图吗

　　说到 DNA，你一定不陌生吧。是的，它的全称就是脱氧核糖核酸。它是一种物质，所有活细胞里都有它。它是一个非常长的呈双螺旋立体形状的分子，由一串"指令"组成。这些"指令"就像是一幅编织图，要一条条从一端一直读到另一端。下面是一个 DNA 分子的一行"指令"，由一串三字母组合的队列构成。每个字母组都"吸引"（遗传学上称为编码）队列下方用其名字的缩写表示的一个小分子。于是，沿 DNA 螺旋线排成一串的三字母 GCG 编码一个丙氨酸（Alanine）分子，CTG 编码一个亮氨酸（Leucine）分子，如此等等。

GCG—CTG—GGG—ACG—GGC—
GGT—GTT—GGA—GCA—GAG—
CTC—TGC—AAT—TTC—TGC—CAA—
Ala—Leu—Gly—Thr—Gly—Gly—

Val—Gly—Ala—Glu—Leu—
Cys—Asn—Phe—Cys—Gln—

　　如果一条 DNA 链上的指令是按顺序执行的，那么它们将产生一个结合在一起的小分子序列，称为氨基酸序列。这个序列就相当于拿毛线按照编织图织成的衣物。DNA 所编码的物质就是生物体生命进程中的一种实实在在的成分。它会是一种激素、一种抗体、一种生化酶，或是执行各项维持生命任务的无数分子中的一个。

　　就像编织图，单看指令或说明顺序无法看清楚执行指令后将产生什么，必须一步步执行完毕后才能看出来。当然，这个过程实际上还要更复杂一些。DNA 内含的信息产生一个很长的分子叫蛋白质，由相互键联的氨基酸构成，它们构成的格局都是由产生它的 DNA 图案所决定的。蛋白质最终转变成一种三维形状，但它的转变方式科学家至今还未完全弄清楚。这个过程就像编织，毛线被织成了一副手套、一项绒球帽，或者一条色彩斑斓的围巾。

　　一个简单的蛋白质分子由 100 多个氨基酸构成，可以自行组成无数个形状，什么形状都有可能，但只有一种形状将承担人体所需的工作。如果这个简单的分子要把所有可能的形状都变出来，即使每次变形耗时仅千亿分之一秒，耗费的总时间也要比宇宙的生命还要长。即便这样，科学家们也还是不知道它是如何在一瞬间变成了合适的形状。

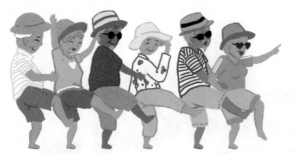

活到 110 岁不是梦

　　你有没有想象过这样一个场景：自己坐在客厅中间，团团围住自己的是 100 岁的儿女、80 岁的孙子孙女、60 岁的重孙子重孙女，子孙满堂，是不是很有意思啊！但这场面恐怕只有活到 120 岁的人才能见到。确实，现代社会因为健康状况的改善、意外事故的减少、医疗条件的优化等，年龄超过 100 岁的人越来越多。不过，能活过 110 岁的超级百岁老人还是非常少的，活到 120 岁的更是凤毛麟角。研究衰老问题的科学家认为，有幸活到 120 岁的人不但要想方设法避开致命的疾病和灾祸，更重要的是要有自身基因的保护。基因是影响长寿的一个非常重要的因素。

　　曾有人调查了 32 位年龄在 110—119 岁的老人，发现他们虽然都有一些衰老的征象，诸如骨质疏松症和白内障等，但是 40% 以上的老人仍能生活自理，或者日常起居活动只需要很少一点帮助。而且他们都有一个重要特征，就是极少患老年人常得的致命性疾病，诸如脑卒中、心脏病、糖尿病和帕金森病。另外，研究发现，超级百岁老人辞世后，尸检报告显示其死亡原因并非是得了癌症、老年痴呆等病症，而是得了一种叫作"老年心脏TTR淀粉样变性"的疾病。这种病在较"年轻"的90多岁到100岁之间的老人中间很少见。它是一种动脉粥样改变，类似于动脉硬化，但是发病原因跟后者完全不一样。它的特点是动脉被一种叫TTR的蛋白堵塞了，而TTR和甲状腺激素水平有关。

科学家仔细考察了超级百岁老人的亲属后，初步弄清了超高龄的遗传基础。他们比较110岁以上老人的兄弟姐妹的

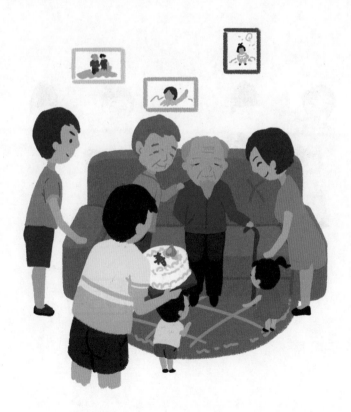

长寿情况后发现，长寿老人的兄弟要比同期出生的其他人多活12—14年，而长寿老人的姐妹则要比同期出生的人多活8—10年。

有一个问题科学家仍在寻找答案：人越老，其死亡概率越高，是不是到了一个特定年龄，极高龄的老人的死亡概率反而会趋于稳定？也就是说人是不是一旦活到一个极高的年岁后，再往后其死亡概率就不再上升？是否可以这样推想，如果能想办法根治血管的淀粉样变性，那岂不是能把百岁老人改造为一代新人？因为他们身体内存在的最大的一个死亡原因已经不存在啦！

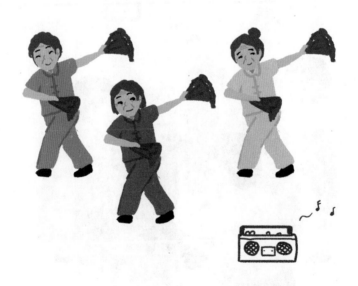

爱你没商量的凝血因子

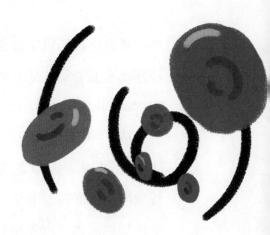

大多数人一定都有皮肤被刺破的经历吧。血从破口处流出一会儿，而后凝结成块。在破口处的皮肤生长的过程中，血块会附着在上面。等到皮肤长完整后，变成痂的血块会自行脱落，留下一小片颜色稍浅或稍深的皮肤。

这个是我们肉眼能看到的伤口结痂过程。假如用医学术语来解释就是：血管被切破后，血液凝固的过程分为 4 个阶段。第一阶段，机体尽力收缩血管，缩小伤口，减少血液流出。第二阶段，血液里比红细胞还小的血小板开始在伤口处聚集，形成一个松散的血栓。第三阶段，血液开始构造纤维网或纤维块，牢牢缚住血栓。第四阶段，伤口附近的组织自行修复到一定程度，这个结块必须自行溶解掉，让血液能在动脉、静脉里自由流动。

就一个小小的结痂过程有这么深奥吗？如果由医学专家来解释，我们就更是一头雾水。

暂且让我们用字母来代替它们的化学名：复杂的凝血过程开始于血管壁被切开的那一瞬间。受损细胞令血液接触到A，A 与 B 和 C 的结合物 BC 结合起来，B 激活 D，D 将 E 转化成 F。F 有几种作用，其中一种是将 G 分解为两种分子 H 和 I，并激活 J。J 能将血液中的可溶性纤维转化成不溶性纤维网，从而将血凝块固定住。与此同时，C 把上述的诸个事件加以放大，以便更加迅速地形成血凝块。于是，C 和 K 连在一起，K 则被 L 固化。C 和 K 一道激活更多的 B，这样使 B 比之前的作为更大。同时，F 激活更多的 D 和 K，其中还有一个能促进 C 大量生成的 M。

被绕糊涂了吧？如果把这些物质的真名报上来，估计你可以看得明白些。

A——组织因子

BC——Ⅶ因子

B——Ⅹ因子

C——Ⅸ因子

D——Ⅴ因子,也叫"凝血酶原酶"

E——Ⅱ因子，也叫"凝血素"

F——凝血酶

G——Ⅰ因子,也叫"纤维蛋白原"

H——血纤维蛋白

I——血纤维蛋白肽

J——ⅩⅢ因子

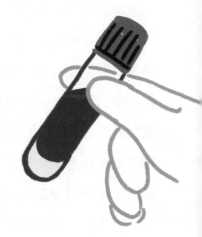

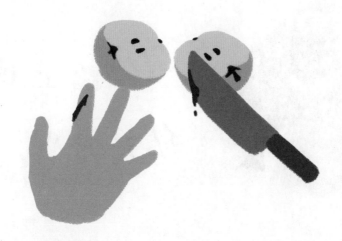

K——Ⅷ因子

L——温韦伯因子

M——Ⅺ因子

这些因子对伤口愈合都至关重要。如果缺失其中一个，就会导致凝血疾病。最常见的凝血疾病是温韦伯症，它是由于缺乏上述的温韦伯因子 L 造成的。缺失 K、C 或 M 则会导致不同类型的血友病。患者身上只要有一点创口，轻者会大出血，重者则会缺血过多导致休克而亡。

真令人称奇，一个小小的伤口竟可以引发一连串复杂的生化过程。同样令人惊叹的是，医学专家竟然能把这一切揭示得清清楚楚。

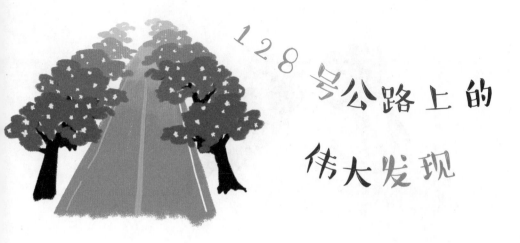

128号公路上的伟大发现

128号公路位于美国旧金山北部，这是条美丽的公路，当两旁的橡树枝上开满了花，道路就掩映在花枝间。周围空气湿润而清凉，充满了醉人的花香。1983年，就是在这条公路上，美国化学家穆利斯一边开车一边萌发了PCR技术的想法，即聚合酶链反应技术。10年后他因此获得了诺贝尔化学奖。

穆利斯1944年生于美国北卡罗来纳州，从小就对生物有着浓厚的兴趣。1966年，穆利斯毕业于亚特兰大市的乔治亚理工学院化学系。1972年他在加利福尼亚大学伯克利分校取得生物化学博士学位。他的研究工作集中于如何合成蛋白质和研究蛋白质的结构。1992年，他开了一所公司，专门出售包含已逝世名人DNA片段的珠宝，其中包括美国著名的摇滚歌星猫王和美国女星玛丽莲·梦露。

你一定会问，这项技术是用来干什么的呢？

我们经常会看到刑侦影片里有这样的场景：法医从犯罪现场提取一丁点儿 DNA 样本后，与犯罪嫌疑人的 DNA 作比对。这个过程看似简单，背后却需要大量分析材料作支撑。而要想获得足够的材料，就必须有能力用最初的 DNA 片段制作出几百万份拷贝。在这个复制过程中就必须用到上述的 PCR 技术。

在穆利斯发明 PCR 技术之前，当时已经有了由全套相同的 DNA 找出特定的单位序列——基因纹印的技术。但是人一般不会留下大量血液或其他含有 DNA 的体液，当然啦，除非现场有尸体。通常情况下，现场只能找到很少一点血液、精液或唾液样本。把这些拿来做有实际意义的分析是远远不够的。

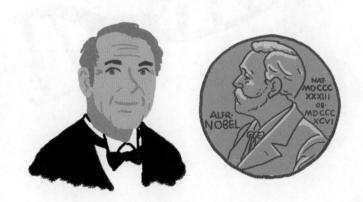

一天，穆利斯在 128 号公路上开车时突发灵感。他想到可以将微量的 DNA 样本放大几百万倍，直到总量多到足够分析之用。DNA 一般是由两条相互缠绕的长链构成的，长链携带着一个生物体独一无二的遗传信息。穆利斯想，如果把长链分开，给长链的两端做上标记，然后再用另一种叫作 DNA 聚合酶的分子把标记间的 DNA 片段复制下来，这样就可以使 DNA 的数量成倍增加。这个过程一次次重复，就可以造出大量的完全相同的 DNA 了。简单计算一下：2 的 10 次方是 1024，2 的 20 次方是 100 多万，而 2 的 30 次方大概是 10 亿，这个数字接近人类染色体的碱基对的数量。如果照此计算 30 次，就能获得带有超强信号却几乎没有杂质的样本序列。这样就一下子把 DNA 化验中最让人头疼的问题给解决了！

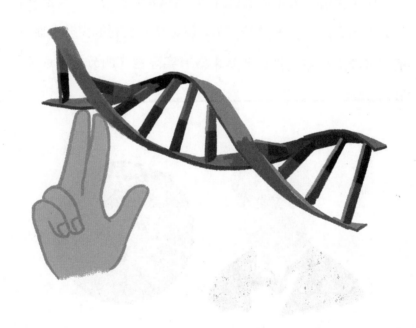

真的有让自己更好斗的激素吗

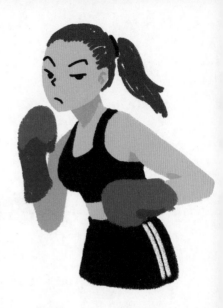

　　睾酮是一种激素，是身体某一部位的腺体释放出的化学物质，通过血液向其他部位的细胞传递信息并产生效应。它有增长肌肉、增加骨骼密度和预防骨质疏松的作用。男性和女性都会产生睾酮，当然，女性身体中睾酮的水平明显要低一些。

　　成年男性睾酮的分泌量远远高于成年女性的分泌量。睾酮促使男孩好动、好竞争、敢冒险，渴望成为最强壮、最勇敢、最坚毅的男子汉，对男孩的生长发育起着至关重要的作用。

　　以前人们认为，睾酮水平的高低和动物的攻击性行为有相关性，对人类也有类似的效果，即睾酮分泌过量会使人好斗，分泌不足则会让人变得友善。但事实似乎并不是这样。低睾酮水平更容易让人表现出情绪混乱和攻击性行为。

　　2004年，比萨大学的科研人员测定了两组试验者的睾酮水平，每一组由12名男性和12名女性组成。其中"爱之组"

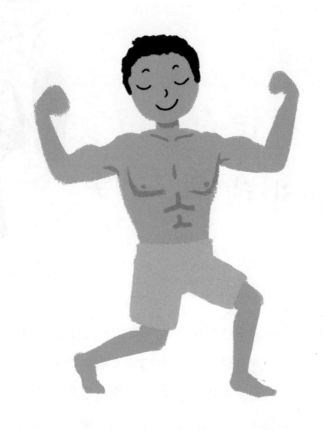

由试验前 6 个月坠入爱河的人群构成，"对照组"则由单身或已经处于长期稳定关系的人士组成。研究发现，来自"爱之组"的男性的睾酮水平要低于"对照组"，而来自"爱之组"的女性的睾酮水平则要高于另一组。研究人员推测，在恋爱阶段，这种明显的平衡行为或许可以起到暂时消除或减少两性之间情感差异的作用。

睾酮的作用一直以来被神化了。2009 年，苏黎世大学的科研人员给 120 名妇女分别发放了睾酮丸和安慰剂，然后让她们参与角色扮演。那些拿到的是安慰剂，却被告知是睾酮丸的妇女更加好斗和任性；反之，那些拿到睾酮丸，但被告知是安慰剂的妇女的行为则更公正，也更善于社交。

看来人的心理的确比较脆弱，有不少人容易被心理暗示牵着鼻子走。

相较于睾酮，而催产素是另一种和产妇有关的激素。它可以减少恐惧、焦虑和行为抑制，促进社会关系和两性关系的建立，以及对子女的养育。各种试验表明，催产素能提高人与人之间的信任程度。

不幸却又
幸运的女性

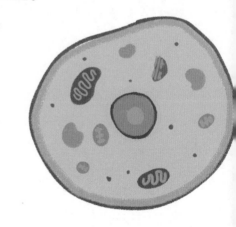

历史上有很多才华非凡的医学研究者是女性。不过有一位女性和医学无缘，但对医学研究的贡献却非常大，她就是美国的海瑞塔·拉克斯。

1951年，海瑞塔的子宫颈不幸长了一个肿瘤。在治疗过程中，她的医生盖伊发现她的细胞具有非同一般的特性：它们和许多人的体细胞不同，能在体外无限期存活，无限地分裂、再分裂。换句话说，它们是不死细胞。

盖伊利用海瑞塔的细胞来探究癌症的病因。因为她的肿瘤生长得特别快，从肿瘤里提取出的细胞显现出相同的生长特性。盖伊在检验癌细胞的同时想到，如果把这些癌细胞用于医学研究的其他领域，包括白血病研究、辐射伤害研究、遗传控制机制研究，细胞制造蛋白质分子的研究等，应该也是很有价值的工具。于是，海瑞塔的细胞被送往美国各地及国外，如俄罗斯、南非等地，用于研究人类疾病的机制。

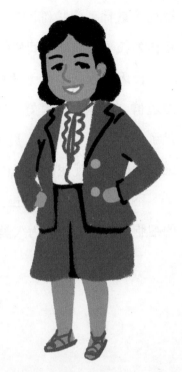

海瑞塔不同寻常的细胞最大的贡献是及时解决了脊髓灰质炎研究者碰到的难题。当时，美国正流行脊髓灰质炎，科学家认为需要研制出疫苗来预防。在这一过程中，他们发现脊髓灰质炎病毒能在人体的活细胞里成倍繁殖。科学家需要一种人体细胞来培养病毒，再将病毒灭活后用于疫苗接种。但是，他们不能用衰老的细胞，而是需要一些既有相同特性又能反复繁殖后代的细胞，以获取大量的细胞供优化提纯疫苗时使用。此外，在特定流行期，该细胞是确定究竟哪一种脊髓灰质炎病毒在感染人群的关键。因为只有知道了这一点，生产出的疫苗才能有的放矢。恰好海瑞塔的细胞完全符合要求，它是科学界已知的最强悍的细胞之一，每 24 小时就能繁殖一整代。

不久，只要是规模大一点的研究实验室都有了这种细胞的样本，它被命名为"海拉细胞"。世界各地的实验机构都在培育散播"海拉细胞"，它具有非常高的科学价值，甚至还作为美国宇航局空间科研项目的一部分飞上了太空。

但天下没有十全十美的事。由于"海拉细胞"的繁殖能力超群，一些实验室好不容易收集的其他细胞样本也被其取代了，而且是在研究人员不知情的情况下。于是，利用这些细胞的研究也就变得毫无价值。

不管怎样，海瑞塔虽然于 1951 年死于癌症，但她留下的细胞却代代相传，为人类医学作出了贡献。

神通广大的干细胞

　　每个人的生命都起源于单个受精卵。受精卵经细胞分裂发育成一个具有几百种不同细胞类型的生命雏形。它一分为二，二分为四，逐次分裂增殖，直到发育成一个功能完善的人体。

　　在发育完备的身体里，每类细胞都不同于其他类别的细胞，但它们最初都是从一种细胞生长发育而来的。这种细胞就是干细胞，就像一株"植物"的主干，枝叶全是从主干生长出来的。干细胞的细胞核包含了人体生长发育所需的一切细胞的全部信息。

　　在胚胎发育的早期阶段，干细胞只是复制、繁殖。但到了某个阶段，干细胞开始分化、变异，变成非常专业的细胞，将一团相同的细胞变成一个可分辨形状和具有不同功能的身体器官的雏形。

　　干细胞分化时，是单类细胞分别分化变异，轮流分化。

例如肝细胞分化时，脑细胞、血液细胞都停止分化。为什么会这样呢？为什么不能一次性完成所有类型的细胞的分化呢？原因还不是很明确。

一种可能的答案是细胞在生命的不同阶段行使不同的功能，它不时需要参考其他信息来执行生命发育的不同阶段所肩负的任务，例如从婴儿长到儿童、从儿童长到青少年、从青少年长到成年等都是不同的分化过程。另外，在生命成长后期，已经专业化的细胞有时仍然需要参考其他信息后再进行分化。

另外一种说法是因为已经进化出一种细胞分裂的标准方法，一切照单复制，其他各种机制也都包含在内，留待以后再决定激活哪些基因。这样来得更简单、更容易。

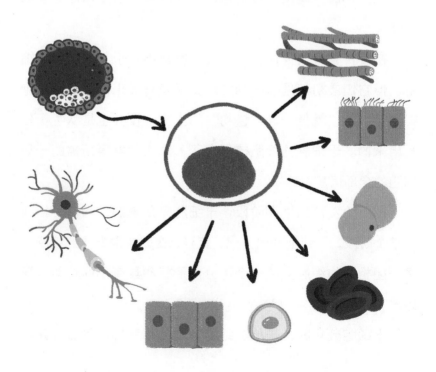

科学家希望利用这一点来治疗疾病，方法有两种，一种是提取健康的胚胎干细胞，想办法将其植入人体，这些干细胞均带有分化成任意一种细胞的潜能。人体的某一种细胞如果有缺陷，植入人体的干细胞可以将自身转变成好细胞，代替缺陷细胞，病症便会缓解乃至消失。

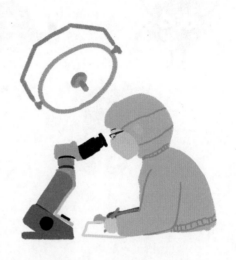

成人体内还有另一种干细胞，它知道怎样制造新细胞去替换"用坏的"或损坏的细胞。因为这些细胞也含有分化成所有其他种类细胞的指令，所以科学家希望将来能为它们重新编写指令，打开封闭区域，制造其他类型的细胞。这就是另一种方法。

科学家在数年前宣布，他们已成功使用一种新技术将新基因移入了普通细胞，无须使用病毒，就可以避免很多危险；也无须使用胚胎，就能制造出和胚胎干细胞一模一样的细胞，也就不涉及道德伦理问题。这项技术为人体内实施新的细胞操作开辟了道路，为治疗疑难杂症提供了一条新的思路和方法。

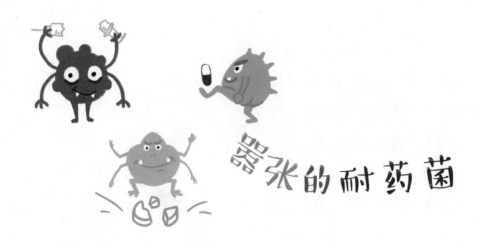

嚣张的耐药菌

　　医疗技术的进步并非总是稳步向着实现完美健康的终极境界迈进。有些医疗技术在解决老问题的同时又会引发新问题。20世纪伟大的医学进步正在造成21世纪棘手的医学问题，归根结底是因为细菌太"聪明"太"顽强"了。

　　抗生素的发现改变了治疗感染的方法。引起人体感染的主要是两种细菌，一种是革兰阳性球菌，另一种是革兰阴性杆菌。人类发现了青霉素，不久又发现了其他抗生素，几乎一夜之间攥住了两种细菌的命脉。在20世纪四五十年代，人们又开发出磺胺类、链霉素、氯霉素，还有四环素。它们能消灭绝大部分致病菌。

　　不过在这些药物诞生之初，有些本该在新药面前消亡的细菌变种竟能够存活下来，甚至更猖獗。上述药物投入使用后不久，这些病菌好像产生了抗药性，根本不怕专为杀灭它们而制造的药物。

这里说的"抗药性"是什么意思？它是如何产生的呢？

"抗药性"在医学上被称为"耐药性"。制药企业百般努力研发药物，细菌则尽力保护自己，避免被药物杀灭。细菌繁殖得很快，它们的进化是加速进行的。如果数百万个细菌遭遇新药，只要有一个细菌在细胞分裂时获得变异，使自身具备一定的抗药性，那么在其他细菌被杀灭的同时，这个细菌的后代会大量繁殖。要不了多久，该细菌就会成为主要甚至是唯一的菌株，那时新药就不起作用了。

一个新变异的细菌至少可以获得3种抵抗力。第一种，它能俘虏药物，将其击碎成无用物；第二种，它能让药物无功而返，使人体对药物毫无吸收；第三种，药物根本无法穿透细菌来杀死它。更可恶的是细菌可以用最快的速度让尽可能多的细菌获得抵抗力，它们可以把这种能力传给同一代的其他细菌，而不用等到产生具备这种能力的下一代。例如，细菌能通过与邻近细菌的"身体"接触，来传递个别基因。或者，它们能在周围环境里留下一点儿DNA，其他细菌可以捡到它；或者，针对细菌的病毒可以从一个细菌身上带走

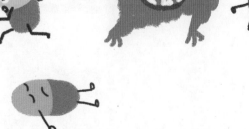

抗药基因，然后"传染"给另一个细菌。

　　细菌耐药性的扩散似乎有不可阻挡之势。有些因病毒引起感冒的患者因为服用了抗生素，这对病毒感染不会起任何作用，但患者身上的其他细菌却会因为抗生素而产生了耐药性。以后该患者发生细菌感染时，用这种抗生素就无效了。还有在服用抗生素治疗时提前停用，也会让幸存的细菌带着刚获得的耐药性大量繁殖，那将会给未来的治疗造成更大困难。

　　这就是细菌的生存之道。而滥用抗生素恰恰就是在帮着细菌耐药，因此我们一定要学会合理使用抗生素。

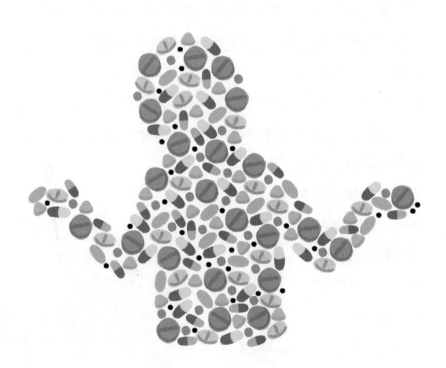

器官与进化

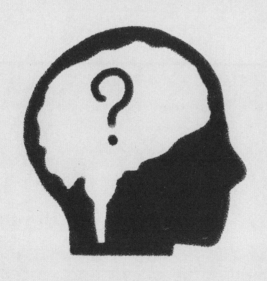

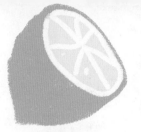

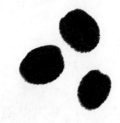

舌头的哪个部位 会尝到苦味

我们经常说食物风味俱佳，意思是赞誉它色香味形俱全，再加上咀嚼时发出的酥脆声，让人的5种感觉：视觉、嗅觉、味觉、触觉和听觉都得到满足。而这其中味觉的满足是由舌头负责的。

多年前，部分老师在讲解学习舌头感觉分布图时，会告诉学生舌尖负责感觉甜味，舌后部感觉苦味，舌侧前部感觉咸味，而舌侧后部则感觉酸味。也就是说，舌头的各个部位分别负责感知4种基本味道——甜、酸、苦和咸味。

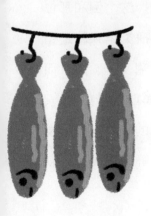

实际上，简单做个试验就可以证明这种说法并不正确。例如，我们在分布图显示的只能品尝到咸味的舌侧前部放一些糖，看看舌头能不能尝到甜味。结论是显而易见的，舌侧前部当然也能尝到甜味。

这是因为整个舌头和上颚都分布着味蕾，只要有味蕾的地方，对于各种味道的感受能力几乎都是相同的。

那前面那个显而易见的错误结论是怎样形成的呢？据说要怪就怪当时的翻译——哈佛大学的一位心理学家。他错误翻译了德国专家研究得到的结论。原本的研究结果表明，人类舌头的不同部位对于各种不同味道的相对感受能力不同，但经过那位心理学家的翻译，意思却成了一个部位只能品尝一种味道。这可真是大相径庭啊。

令人匪夷所思的是，这个很容易推翻的错误结论却一直得到公认。直到另一位美国科学家对当初的理论重新进行研究后发现，虽然舌头的各个部位对于4种主要味道的敏感度确实不同，但是差别并不大，且所有的味蕾都能够品尝各种味道。

舌头感觉分布图还有另外一个错误之处，这个倒和那位心理学家没有关系，因为德国专家一开始的研究结果就是错误的。他们认为只有4种基本味道——酸、甜、苦、咸。而事实上至少有5种。这第5种味道就是鲜。鲜味是诸如熏肉、奶酪、海藻或酵母精华等美味食品中蛋白质的味道。最早发现鲜味的是东京大学的化学博士池田菊苗。鲜味确实可以刺激到大脑的愉悦中心，让人感到开心。

虽然池田博士早在 1908 年便发现了鲜味，但直到 2000 年，迈阿密大学的研究人员在人类舌头上发现了相应蛋白质的受体后，它才真正被确定为第 5 种味道。但精明的池田还是发了很大一笔财：他发现鲜味的关键成分是谷氨酸钠，即味精后，取得了味精的专利，并成立了味之素公司。直到今天，全球每年有 150 万吨合成味精的市场规模，该公司占有 1/3 份额。看来知识就是财富啊。

讲了这么多，那现在你能正确回答题目的问题了吗？

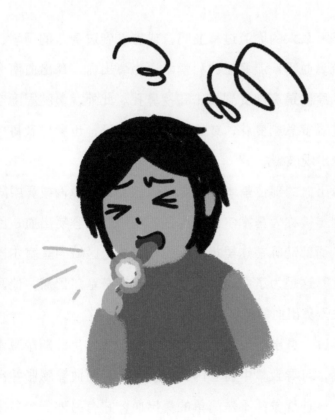

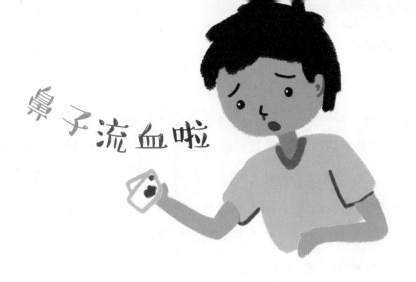

鼻子流血啦

　　长那么大的你流过鼻血吗，或者看到过身边的同学、家人等流鼻血吗？流鼻血的科学术语为鼻出血，鼻出血两个最常见的原因是鼻部受到撞击和挖鼻孔。此外，鼻腔周围空气压力或温度急剧变化，或是太用力擤鼻子，也会导致鼻内的血管网出现破裂。

　　鼻出血的部位基本上为鼻子的前部，在鼻骨或鼻中隔之下，这里被称为基塞尔巴赫氏区。这个区域容易出血是因为有4条面部动脉在这里相连。为什么这个区域叫基塞尔巴赫氏区呢？这是为了纪念德国耳鼻喉专家基塞尔巴赫，他写过一本关于鼻出血的权威教科书。

　　不过，鼻出血也有一种特殊情况。女性月经期雌激素水平过高，可导致鼻中血管内的血压上升，使血管膨胀并出现破裂。这种现象并不是简单的鼻出血，它有另外一个名字，叫"代偿性月经"。

那流鼻血时该怎么办呢?

记得小时候鼻出血时,大人总会让我们把头向后仰,好像不让血流出来,这样就能止住鼻血。现在我们知道流鼻血时如果将头向后仰,会使鼻血流进喉咙。吞下血液后会使胃受到刺激,引起恶心和呕吐;而大量出血时,血液可能会误吸入肺部,严重的话可能导致窒息。这可不是吓唬你,当年匈奴王阿提拉正是因此而丧生的。最好的止血方法是坐下来,保持后背挺直,身体稍向前倾,这样可以减少流血量,还有助于血液从鼻孔排出。

根据英国某医学期刊介绍,流鼻血时,可使用拇指与食指捏住鼻子柔软的部分 5—10 分钟。如果确定哪个鼻孔流血,

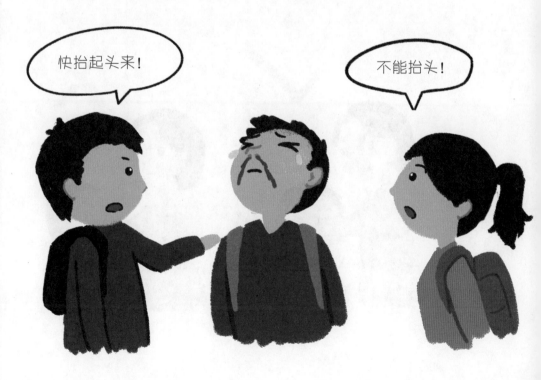

也可以直接压迫出血侧的鼻翼，这样做有助于血液凝固。这个方法叫压迫鼻翼法。在压迫鼻翼的同时，同样也要坐好，头稍微向前下倾，以便把嘴里的血吐出来。另外，冷敷法也有助于止血。鼻子少量滴血时，冷敷鼻梁或放一只冰袋在前额或者颈部，或者用冷水漱口，都可以使血管收缩，减少出血。如果鼻出血时间超过 20 分钟，采取上述措施后，鼻出血还是止不住，或者出血量大，就应该及时去医院诊治。另外，如果反复流鼻血，也要及时到医院检查，看看是否存在鼻炎、鼻腔异物、鼻腔或鼻咽肿瘤以及血液病等。当然，在头部受到撞击后出现鼻出血也要立即就医。

因此，鼻出血虽然很常见，但千万不能忽视。

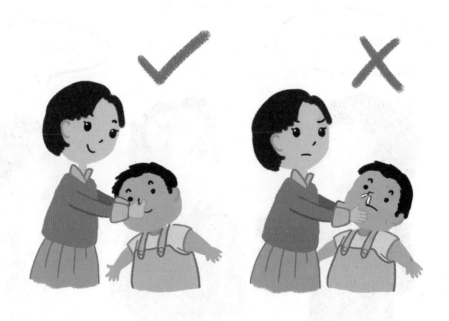

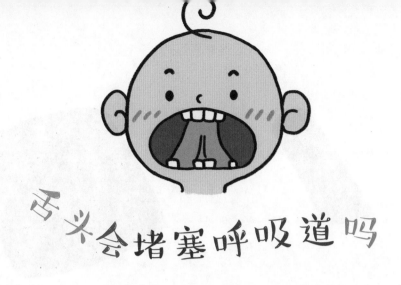

舌头会堵塞呼吸道吗

舌头是口腔底部向口腔内突起的器官。舌头由平滑肌组成，用于品尝食物，并帮助咀嚼和吞咽，同时也是帮助发声的器官之一。人类的舌头还是表达语言的重要器官。

从生理结构来看，舌头下面有一块小组织，叫舌系带，俗称舌筋，就是在舌和口底之间的薄条状组织。正常情况下舌系带可以使舌头活动自如，舌尖能自然地伸出口外，或向上舔到上齿龈。它还有固定舌头的作用，能够防止舌头堵塞呼吸道。所以一般情况下根本不用担心舌头会堵塞呼吸道。

可是一旦当人失去知觉，由于舌部肌肉无力，有时舌头会向后缩回喉咙，导致呼吸道短时间内被堵塞。所以在19世纪后期，现场急救刚刚出现的年代里，要求现场急救人员在发现有人晕倒或出现惊厥时，应使用钳子将其舌头向外拉。如果没有钳子，急救人员则要用手指拉舌头。有些人今天仍会这样做。当发现有人惊厥晕倒时，一些好心人会将小木块

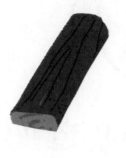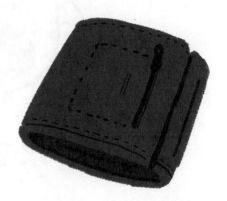

甚至是自己的小钱包塞到惊厥者的口中。其实这样做并不好，会使惊厥者难以呼吸。实际上，晕厥的人的舌头会在几秒钟内又恢复到正常位置。

所以，当发现有人昏厥时，千万不要用自己口袋中的东西塞入患者的口腔。正确的做法是将患者抬到通风良好处，使其侧躺，松开其衣扣，将双腿抬高到比头高的位置。这样可以增加患者脑部血液的供给。同时，还要将其下巴抬起，保证呼吸道的畅通。当然，对待那些癫痫发作的患者，应在紧急情况下防止他们咬断舌头。

前面说过，舌头还有帮助吞咽的功能。一个人每天有2000多次吞咽动作。除主动吞咽动作，其他过程都是通过一些独立肌肉的运动自动完成的。人在将死之时，喉部的肌肉变得松弛，吞咽反射常常会消失，导致喉咙后部积聚唾液和黏液，出现"临终喉鸣"现象。但这并不是因舌头堵塞气管造成的。阿尔茨海默病和脑卒中患者有时会丧失吞咽能力，但也绝不会发生舌头堵塞气道的现象。

因为舌头也是帮助发声的器官之一，人们讲话时使用的肌肉群与吞咽时使用的一样，所以语言障碍矫正师能够帮助患者重新学习吞咽。

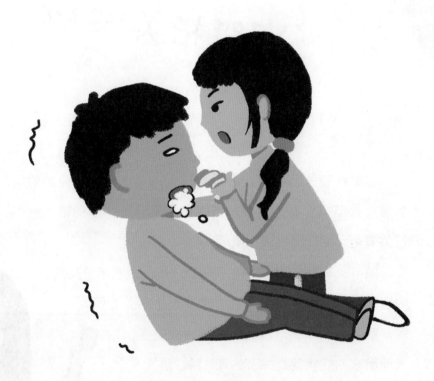

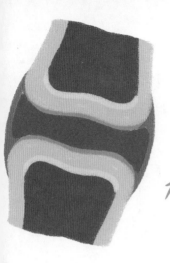

你喜欢掰指关节吗

你会掰指关节吗，或者看到过大人或哪个喜欢耍酷的同学掰指关节吗？有传言说，把手指掰得咔咔作响的话，会引起关节炎。那什么是关节炎呢？

关节炎来自希腊语，是"关节"和一个表示"炎症"的后缀合成而得的一个单词。关节炎从字面上理解，就是指人体关节及其周围组织的炎症，表现出来的症状就是关节的红、肿、热、痛和功能障碍，甚至关节畸形。早在动物出现关节式骨架时，便有了关节炎的存在。人类患关节炎最早的证据，据说可以追溯到几千年前的古埃及的木乃伊身上。

关节炎主要有骨关节炎、类风湿性关节炎、强直性关节炎等类型，发病原因各不相同，各个年龄段和各个族群都可能患病。在英国，除与压力有关的疾病外，关节炎对工作的影响大于其他所有疾病，每年导致的损失可达几十亿英镑。在英国成年人中，每年有1/4的人会因为与关节炎相关的病症而咨询全科医生。

不过，我们这里要说的是关节炎与掰指关节并没有关系。那有什么证据吗？

这里有个有趣的故事，美国加利福尼亚州有一位年逾八旬的医生。在他年轻的时候，他妈妈也警告他不要掰指关节，否则以后会得关节炎。他不服气，开始了一项为期60多年的试验。他每天都会按压自己的左手指关节，而右手不按压。最后他得出的结论是掰指关节没有造成任何严重的后果。在完成试验后，他对着天堂说："妈妈，你错了，你错了，你错了。"因为这项试验，他获得了搞笑诺贝尔医学奖。当然，这只是个搞笑的故事。

我们的手指关节与身体上的大部分活动关节一样，被称为滑膜关节。这是因为关节内有一种独特的液体，称为滑液。滑液的作用是缓冲并润滑关节。但与大部分体液不同的是，滑液并不流动，因为它很厚，黏度与发胶类似。在各关节之间有一个滑囊，内部充满滑液，外面是一层密封的膜。当骨骼被拉开时，密封膜被拉长。这样可以减少滑囊内的压力，容纳滑液的空间增大，产生二氧化碳气泡。

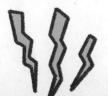

掰指关节时听到的"啪"的一声，就是滑囊内的气泡形成的声音，而不是破裂的声音。

掰完指关节后立即用 X 射线观察关节，就能够清楚地看到形成的二氧化碳气泡。需要等到二氧化碳重新溶解回滑液中，关节才能再次掰响。这也解释了为什么无法连续掰响指关节的原因。

掰指关节虽然与关节炎无关，但这也并不是说掰指关节完全没有危害。它会导致关节肿胀，使韧带发炎。长时间掰手指还会减弱抓握力量，让人握手时感到无力。

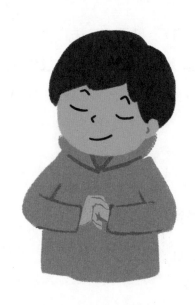

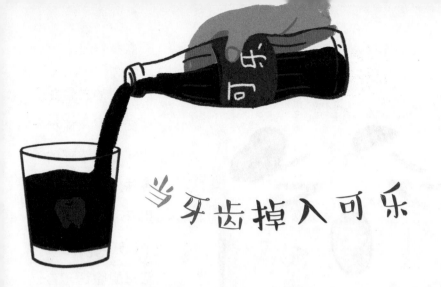

当牙齿掉入可乐

当牙齿掉入可乐会发生什么呢？在这里，我可以负责任地告诉你，牙齿不会溶化。牙齿在可乐里泡一晚上会溶化的说法是假的。捏造这一说法的是美国的一位教授。当年他对美国众议院特殊情况调查委员会说，可乐里面的高糖、高磷酸会导致龋齿。为了给自己的证据增加一些戏剧性的色彩，他还进一步说，如果把一颗牙齿放在一杯可乐里面，两天后它就会开始溶化。

任何人都可以做这么一个简单试验：把一颗掉下的牙齿泡在可乐里，两天后你就会发现这个结论是不正确的。不过，即便那位教授说的是对的，也没人会把牙齿整天泡在可乐里，所以根本不用担心这个问题。但每罐可乐里含有糖分，所以它确实可能会引起龋齿。只不过它的作用是缓慢的，而不是在几个小时内就显效。

除糖分以外，可乐中还有一种成分叫磷酸。它既能防止

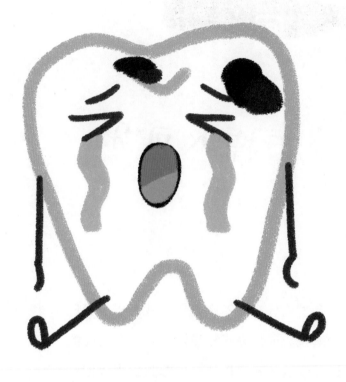

饮料中的二氧化碳变少，又能给饮料增添浓郁的香味。磷酸主要用于洗涤剂之中，还可以给航空母舰除锈，它也确实有一定的腐蚀作用。但是它仍然做不到在一夜之间把牙齿腐蚀掉。美国牙医学院曾在研究软饮料对牙釉质的影响时发现，高浓度的柠檬酸对牙齿的危害要比磷酸大得多，所以喝富含柠檬酸的饮料一定要有节制。

磷酸还会抑制胃中消化液的分泌，减少人体对钙的吸收。这就意味着喝太多可乐会导致缺钙，虽然没有"溶化"牙齿和骨骼，但确实会使它们变得脆弱。

因此，偶尔喝一杯可乐不会对人体产生损伤。要知道，最初可乐可是作为一种健康饮品进入市场的。

19世纪60年代，法国科西嘉岛上的化学师马里亚尼发明了第一种以古柯为主要成分的马里亚尼酒，受到以教皇利奥十三世和维多利亚女王等在内的欧洲民众的大肆追捧。没过多久，美国佐治亚州亚特兰大市的药剂师彭伯顿就制出了这种酒的美国版——彭伯顿的法式古柯酒。他模仿了欧洲同行，并聪明地把制作方法记在心中。但是在1885年，当地出台的禁酒令迫使彭伯顿生产出一种不含酒精的古柯饮料。他从非洲引进富含咖啡因的可乐果，并将其用在饮料配方中，让它焕发了新的生命力。于是，可乐诞生了。

今天，古柯叶依旧作为调味成分用于可乐的制造。当然，其中的可卡因成分已经完全被提炼掉了。

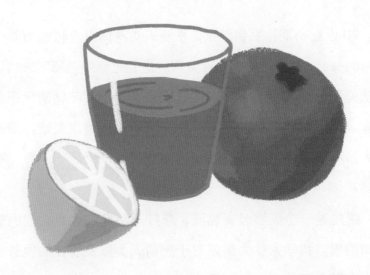

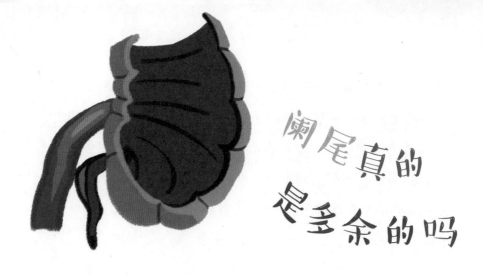

阑尾真的是多余的吗

20 世纪初期，生物学家曾推测人类身体中有超过 100 个无用的部分，它们都是在几百万年的进化过程中遗留下来的。甲状旁腺就是其中一个，现在我们知道它是调节钙磷代谢的器官。而阑尾则是另外一个。你一定听说过阑尾炎吧，周围的人是不是或多或少都得过阑尾炎？那么，阑尾到底有没有用呢？

阑尾是一个能够分泌黏液，悬挂于小肠和大肠之间的有盲端的囊。科学家认为阑尾对于史前人类以及现在的灵长类动物有着重要作用，特别是在消化纤维和生肉方面。当难以消化的食物排进阑尾囊腔，"有益的"细菌和体内的分泌物就开始分解它们。

母亲怀孕后大概 11 周，在小胚胎里发育的微小的阑尾就开始产生内分泌细胞。内分泌细胞分泌激素等有用的化学物质。这些激素在胎儿生长过程中维持着生物平衡。胎儿出生后，阑尾主要作为一个淋巴器官保护机体免受疾病的侵害。淋巴器官靠淋巴组织产生免疫细胞和抗体。阑尾也会产生某些化学物质，引导免疫细胞到达身体最需要它们的地方。正常状态下，食物从肠腔不断进出阑尾，从而使免疫细胞能接触到胃肠道里大量的细菌、病毒、药物和腐烂的食物。免疫细胞以这种方式获得了与潜在的致命细菌作战的能力。

当你在 20 岁到 30 岁的时候，阑尾对人体免疫细胞和抗体的贡献将达到高峰，此后贡献会迅速下降。到了老年时，阑尾的用途不是很大了。它顺理成章地成为外科手术中美好的多余部分，因为当食物阻塞阑尾时会产生问题。这些食物会腐烂，引起阑尾感染。如果阑尾穿孔，则这一感染足以致命。阑尾一旦感染，就应该切除。在你的一生中，你很可能会遇到这种情况。有些外科医生过于热心，为了避免某天可能出现的阑尾感染，在进行其他手术的同时索性把阑尾一起切除。其理由是：阑尾是无用的，我已经很靠近这个器官了，为什么不把它切除呢？但千万不要再这样做了。因为现在的医生已经能够用阑尾进行整复手术。例如，在一种膀胱替代手术中，

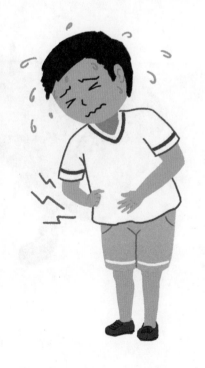

医生用肠管代替膀胱，并用阑尾组织重建括约肌（排尿时能收缩和打开膀胱的肌肉）。此外，阑尾还可用于代替输尿管（输尿管是连接肾脏和膀胱的排尿管道）。

　　尽管阑尾并不是机体最重要的器官之一，但也别忽视它。虽然我们只有一个肾脏或眼睛也可以勉强生活，但阑尾只有一个。我们对人体知道得越多，我们就越能理解所有的东西都自有其用途。

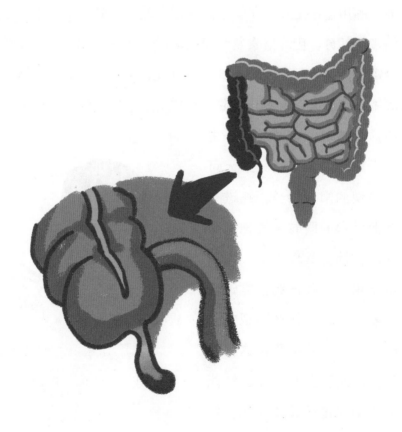

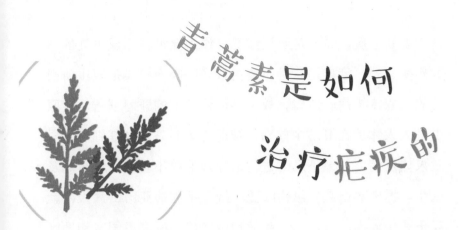

青蒿素是如何治疗疟疾的

关心诺贝尔奖的你一定知道，在 2015 年 10 月，有一位中国女性科学家获得了诺贝尔生理学或医学奖，获奖理由是她发现了青蒿素，这种药品可以有效治疗疟疾。这位科学家就是中国首获科学类诺贝尔奖的屠呦呦。

"呦呦鹿鸣，食野之苹"，屠呦呦这个名字就是从《诗经·小雅》的名句中得到的启发，也寄托着父母对她美好的期许。屠呦呦没有辜负父母，1955 年从北京医学院毕业后，开始从事中药研究工作。经过多年持之以恒的努力，屠呦呦终于在 1971 年发现了青蒿素，挽救了全世界特别是发展中国家的数百万人的生命。青蒿素是什么呢，怎么可以战胜可怕的疟疾的呢？

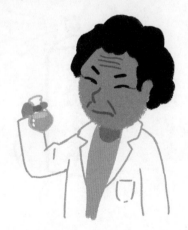

说到疟疾，你一定听说过吧。作为全世界广泛关注的三大疾病之一，疟疾是一种主要由蚊子叮咬而感染疟原虫所引发的虫媒传染病。所以，蚊子是传播疟疾的罪魁祸首。疟原虫进入人体后在肝脏中繁殖，继而感染并破坏血红细胞，导致人体发病。如果不及时进行治疗或治疗不当，甚至可危及生命。据史料记载，纵横欧亚、战无不胜的亚历山大大帝就死于恶性疟疾。非洲、东南亚和中南美洲的许多国家和地区是疟疾的高流行地区，全世界每年有约 5 亿人被感染。所以，疟疾是一种危害严重的传染病。

青蒿素是从青蒿等植物中提取出的有效成分。治疗疟疾用得较多的是青蒿素及其衍生物。它作用于原虫膜系结构，通过损害核膜、线粒体外膜等结构，阻断了疟原虫的营养摄取，从而杀灭红细胞内的疟原虫，起到抗疟的作用。

青蒿素虽然不是唯一的抗疟药物，但是由于它吸收快，

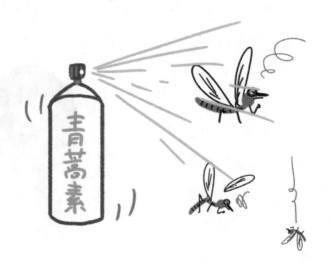

起效快，非常适用于凶险疟疾的抢救。而且，和抗生素一样，随着单一抗疟药物使用的增多，疟原虫对常规药物逐渐产生了耐药性，而青蒿素作为一种从植物中提炼出的药物，则对疟原虫的效果明显，且副作用小，不像常规药物那样容易引起耐药。值得一提的是，屠呦呦领导的科研团队经过多年攻坚，已经提出了应对"青蒿素抗药性"难题的切实可行的治疗方案，并获得了世界卫生组织和国内外权威专家的高度认可。

青蒿素的上述优点使之尤其适用于孕妇和脑型疟疾患者，已在世界范围内广泛使用，受到广大医务人员和患者的欢迎，成为很多国家对付疟疾的重要用药。

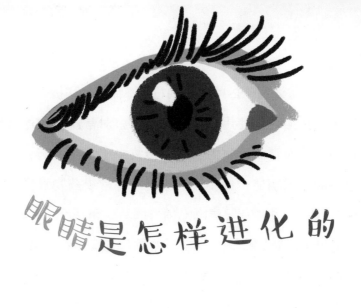

眼睛是怎样进化的

　　对于非专业人士而言，理解眼睛的工作原理还是比较容易的。我们可以拿眼睛跟人类制造的照相机、望远镜、显微镜等光学仪器作类比。我们知道，这些产品的制造包含着复杂的设计和制作过程，并有着经过精细加工的元件，如镜头、聚光材料等。所以我们会认为人眼也是大脑智慧的产物。

　　但是，生物学家有大量的证据表明眼睛是自然进化而来的。人眼当然不是从无到有，突然出现在最早一批人类身上的。人眼之所以能进化成现在的样子，是因为在此之前动物的身上已经长出了数量众多、形态各异的聚光器官，时间可以追溯到距今 5 亿多年前。

　　眼睛进化的最初阶段可能是这样的：某种生物的表皮细胞随机发生了基因突变，细胞对光和暗影变得敏感。这样，该生物就会有一点小优势：如果捕食者的影子落在光敏细胞上，它们可以察觉到，并及时逃避，这样就不会像其他同类那样被吞食掉。接着，在其下一代中，有感光细胞的生物种群数量有所增加，也就有了更多的生存机会。也许某天一个新生的带感光细胞的生物基因突变，会使感光细胞全落在皮肤上的一个浅窝里。这样一来，这种生物又多了一点优势。它不仅知道附近可能有天敌，甚至还可以知道天敌的大致方位。当阴影掠过它的身体时，它的光线感受器能感觉光的"明和灭"，其他感受器传来的信息能让它知道捕食者由哪个方向逼近，它就可以立刻向相反的方向逃离。渐渐地，带浅窝和感受器官的生物在种群中占据了数量优势。浅窝周边的任何一次基因突变都会提高这只雏形眼的精确度，继而形成更大的优势。这种类型的眼睛可见于化石，在今天的扁形虫和软体动物身上也找得到。

浅窝上边的缝隙越变越小，变小到一定程度后就具有了针孔相机的功能。这可能就到了形成图像的第一阶段，不光是感觉光影了。

眼睛在经历了最初几个阶段的进化之后，又形成了晶状体和视网膜。

两名瑞典科学家做过一个非常有趣的仿真试验。他们设定了一大堆非常保守的假设，并以这些假设为前提，得出如下结论：从平坦的皮肤进化成

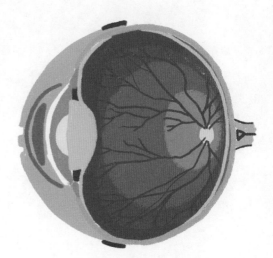

功能性眼睛，需要大约 400 000 代。很多小动物的生命期限为 1 年左右，据此计算，它们只需不到 50 万年的时间就能进化出功能性眼睛。复杂动物已经存在了大约 5 亿年。所以不管是哪个生物群，从无到有地进化出眼睛，时间是绰绰有余的。这一点已经为生物学家的发现所证实。

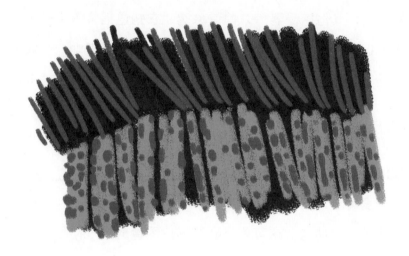

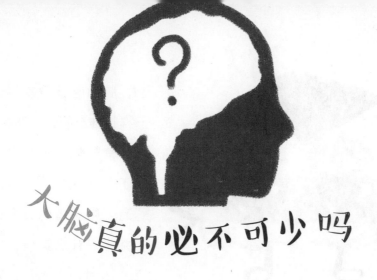

大脑真的必不可少吗

你听说过"空脑人"这个名词吗？它是指患者的颅腔内除脑脊液外几乎是空的。脑脊液是一种清澈的体液。正常状态下，大脑是"漂浮"在脑脊液里的。脑脊液的作用就如同减震器。当头部受到碰撞时，它能保护大脑不受损伤。在 20 世纪 80 年代，英国的一位神经学家发现一些患者的颅腔内只有薄薄一层脑细胞，其余全是脑脊液。他们的脑组织只有正常人脑容量的 5%。

当然，在疾病史和病理学史上有很多悲惨的案例，脑组织重度缺损的人常常遭受严重的残障之苦。不过，部分脑组织缺损的人竟然能过上和正常人一样的生活，能挣钱养家，有很好的工作，却对自己脑袋里几乎没有一丁点脑组织的情况一无所知。有些空脑人甚至还是注册会计师呢。

凡有脑缺损的人，幼儿时期一般都得过脑积水。脑积水是指大脑和脊髓周围的脑脊液通路被堵塞，颅脑压力渐渐增

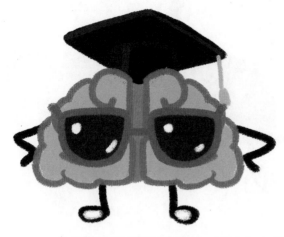

加，脑细胞就像吹气球一样被推至颅骨内侧。

有些脑积水患者会落下严重残疾，不过大约有一半患者的智力似乎并未受什么影响，智商能达到正常水平，其中的原因目前尚不清楚。近几年人们又找到了多个类似病例。曾有一名44岁的法国男子因为一条腿有点软弱无力而去就医，经检查发现他小时候得过脑积水，脑组织严重缺损，只相当于正常人的25%。不过此人已结婚成家，育有两个孩子，并有一份稳定的工作，是个公务员。

脑组织在这样极端的条件下如何还能正常发挥功能？理解这一现象的关键就在于一个"慢"字。脑脊液产生的压力的确改变了大脑的大小和结构，但它是缓慢改变的，而不是骤然改变。这些非常人士的大脑应该是逐渐适应了一点点增加的压力。有些脑组织虽然被挤到一侧，但它们的功能却被其他脑组织接管。

这类病例固然特殊，不过大脑还真的是必不可少的。有些人的大脑只有原来质量的10%，却仍然有约100亿个脑细胞。有一部分脑细胞是维持生命正常形态和功能所必需的。但是还有许多大脑功能我们无法察觉，而且可能大部分时间都没用过。不过，一旦遇到紧急事件、环境剧变，这些功能就会立刻被激发出来，马上调取我们大概 10 年才会用一次的信息。一个人能够维持正常的居家生活，从事一份稳固的工作，只能说明大脑某些活动在发挥作用。一个完全正常的大脑所能达到的最佳功能远远不止这些。

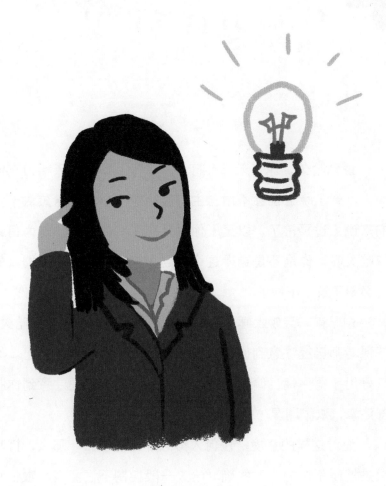

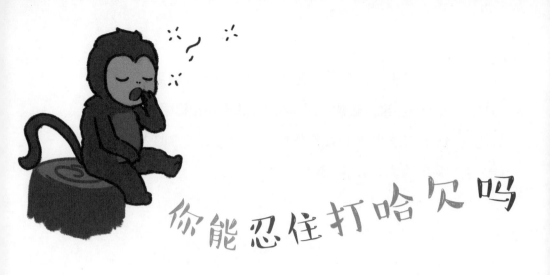

你能忍住打哈欠吗

说到哈欠，你每天都会打上几个吧？即便整天精力充沛的人，到了晚上也会不由自主打起哈欠。也许打哈欠对于我们来说太过平常了，以至于你几乎忘了它的存在。人为何会打哈欠呢？你是不是觉得这个问题很无聊？不过，我们真的有必要了解一下原因。

由于前一天晚上睡得太晚，第二天上课时你不断打哈欠。任课老师已经注意到你，你想强忍住，但完全身不由己。你只好用手捂住嘴，偷偷打了个哈欠，但老师还是注意到你脸部痉挛，双眼潮湿……

面对这样的窘境，任何人势必都无能为力。那么，打哈欠是控制不住的吗？的确，哈欠一般控制不住。当然啦，它往往是在人感到疲劳、百无聊赖或者重复着一些机械性的工作的情况下才出现的。例如，参加一个没完没了的会议时，或是面对一位总是喋喋不休地抱怨的朋友时，你很容易就会想打哈欠。

在古希腊时代，打哈欠被认为可以驱逐肺部的浊气，为大脑补充更多的氧气，还有助于退烧。事实证明这是错误的，平时吸入的氧气和打哈欠时吸入的一样多。曾有心理学家提出打哈欠有助于促进血液循环和冷静大脑。总之，打哈欠并不会勾起睡意，反而还会帮助我们抵抗睡意。我们期待着这一理论能够得到证实。

在尚无一种理论可以完美解释为什么会打哈欠的情况下，哈欠被解释为劳累、无聊，或者缺少睡眠而引起的颌部和颈部的肌肉紧张。神经系统能很快感知这些状态，然后通过多巴胺进行信息传递，促使身体分泌催产素。催产素再激

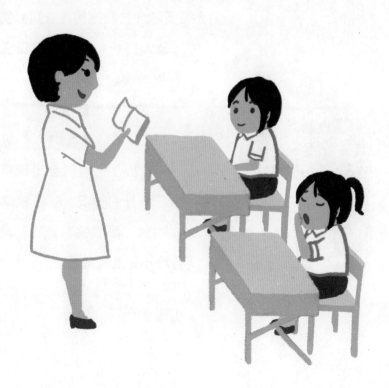

活某种介质传递大脑信号至喉部、面部以及颌部的肌肉，从而引起了哈欠。

也许你不知道，孕妇肚子里的宝宝也是会打哈欠的，胎儿3个月大的时候就开始会打哈欠了！大部分脊椎动物都会打哈欠，如抹香鲸、老鼠和熊等等。常言道："一个人哈欠不断，一群人都受传染。"打哈欠居然还会传染！当然，这种传染与感冒传染不同，它其实是一种心理暗示。当你看到别人打哈欠时，你大脑里负责模仿的额叶就会刻不容缓地开始运作起来。

不过，我们还是要努力克制，即使打哈欠不由自主，也不能太随心所欲。特别是在公众场合或比较重要的场合，我

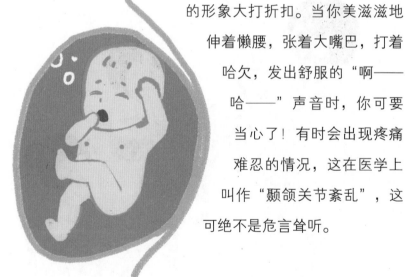

们必须要学会自我控制，否则会使你的形象大打折扣。当你美滋滋地伸着懒腰，张着大嘴巴，打着哈欠，发出舒服的"啊——哈——"声音时，你可要当心了！有时会出现疼痛难忍的情况，这在医学上叫作"颞颌关节紊乱"，这可绝不是危言耸听。

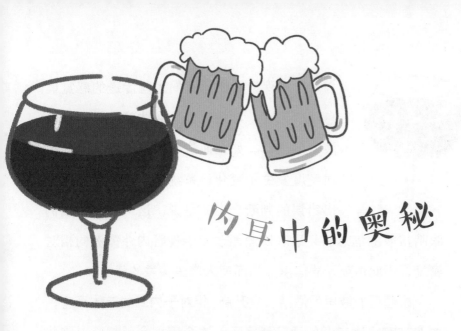

内耳中的奥秘

    人醉酒后感觉极为难受，症状之一就是头晕。那么，人为何会感到头晕呢？原来，人的平衡感是靠内耳里的几个感受器来获得的。血液里的酒精含量升高时，内耳的感受器就会失去平衡感。在饮酒后数小时内，这种难受的感觉会有所变化。

    内耳里的平衡器官由三个半规管构成，它们相互间几乎呈直角。每个半规管都充满液体。一个半规管探测头部围绕垂直轴的转动，另一个探测"点头"动作，第三个探测头部围绕鼻子至后脑勺的这根轴的旋转。

    人体在正常生活状态下半规管里的液体密度与血液密度差不多。当你移动头部时，半规管的液体会来回流动，推挤压力传感器，向大脑发送信号。三个半规管发出的信号综合在一起，形成动态定位信号，让我们时刻都能感知到头的位置。

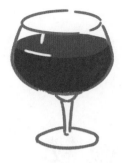

为了保证平衡器官向大脑传送的感觉信息精确无误，半规管里的液体密度必须和血液密度一样。如果血液与内耳液体之间的相对密度发生了变化，系统就会对头的位置作出错误的判断。也就是说，这个判断和我们眼睛接收的信息有矛盾。饮酒能改变半规管内外体液的相对密度，因此造成矛盾信息，从而使人产生头晕的感觉。

饮酒后血液里的酒精含量升高，相对于内耳的液体而言，血液被密度比它低的酒精稀释了，这个差别会引起第一阵头晕恶心。不过，随后酒精会渗入半规管，纠正不平衡，于是饮酒者有一阵会感觉自己又恢复了正常。停止饮酒之后，血液里的酒精会被肝脏分解，血液的密度恢复到正常水平。但

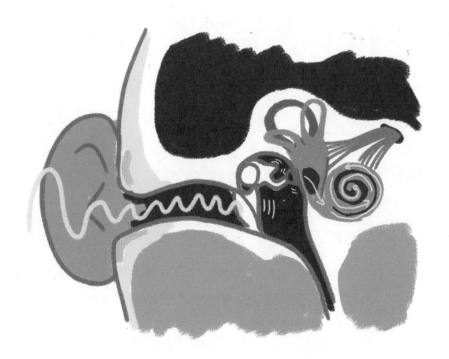

这时半规管内的液体里仍有未被分解的酒精，因而血液的密度比半规管内的液体密度大。与刚才酒精渗入平衡器官之前有一个时间差一样，酒精从半规管渗出，半规管内的液体恢复正常密度也要有一个时间差。在这个时间差内，人会再度感觉头晕，但晕的方向和喝酒后第一波晕眩的方向相反。是不是很滑稽，头晕居然还有方向性。所以，以后聚会吃饭时，如果周围有人喝酒，你不妨让他不要光顾干杯或品酒，请他把注意力放到头上，比较一下喝上酒后的头晕方向和喝完酒后的头晕方向是不是相反。

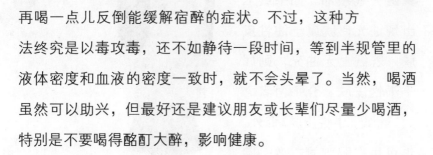

现在大家都该知道，喝酒后的头晕恶心是由于血液密度与半规管内液体密度之间的比例失衡造成的，那也就不难理解有些人为何要"以酒解醉"了吧，再喝一点儿反倒能缓解宿醉的症状。不过，这种方法终究是以毒攻毒，还不如静待一段时间，等到半规管里的液体密度和血液的密度一致时，就不会头晕了。当然，喝酒虽然可以助兴，但最好还是建议朋友或长辈们尽量少喝酒，特别是不要喝得酩酊大醉，影响健康。

皮肤性质知多少

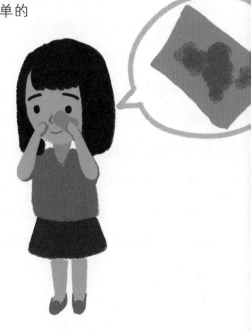

　　要保护好皮肤，就得知道自己皮肤的性质是中性、干性还是油性，然后选择合适的护肤化妆品。

　　那么，怎样才能知道自己皮肤的性质呢？

　　判别皮肤性质有一个简单的方法：取一块柔软的干纸巾或吸墨纸，来回拭抹鼻翼两旁或额部。如果纸上出现油光，就属于油性皮肤；若纸上无油光，则属于干性皮肤；介乎两者之间，就属于中性皮肤。此外，也可用肉眼观测，要是脸上油光光，多半是油性皮肤。而肤色则受到另一些因素的影响。有的人，特别是城市里的妇女，皮肤偏白。这主要是由于黑色素含量较少，当然也有可能皮下脂肪过厚或患有贫血。从厚度来说，皮肤会随着年龄的增加而变薄，汗腺和皮脂腺活动减弱，皮肤会变得干燥、脱屑和起皱。所以，我们家里的老年人很多是干性皮肤或局部皮肤干燥。因此在干燥的季节，你可以提醒他们在皮肤干燥的部位适当涂抹保湿霜以缓解不适。

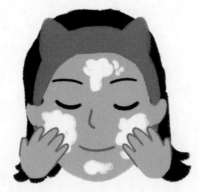

我们知道了自己皮肤的性质后，就可以根据皮肤性质选择合适的护肤品。对于干性皮肤的人，不要使用或尽量少使用肥皂，洗脸后适当搽些油性护肤品，如油性膏霜和含油多的"油包水型"液体膏霜；冬季则宜用润肤脂。油性皮肤的人可适当用些肥皂或香皂，洗脸后不要搽油性护肤品，而要用清薄通透的保湿霜。中性皮肤的老年人，可少量使用香皂，洗脸后搽些水质膏霜。

有皮肤过敏史的人，要注意不要过度处理皮肤，以免破坏皮肤的屏障功能，也不宜过多使用护肤品，应选用温和无刺激的保湿霜。

环境与健康

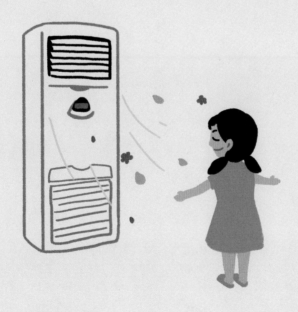

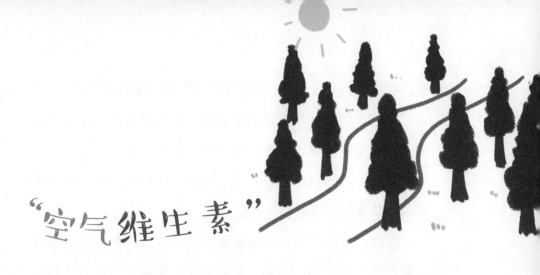

"空气维生素"

原子失去或获得电子后所形成的带电粒子叫离子，负离子就是带有一个或多个负电荷的离子，又称阴离子。空气中的负离子也叫负氧离子，是由空气分子电离所产生的带负电荷的氧气离子。

由于空气负离子带有负电荷，能使通常带正电荷的室内尘埃、烟雾、病毒、细菌相互聚集，失去在空气中自由漂浮的能力而迅速降落，从而净化空气。

空气负离子让人觉得空气清新，据说它可能调节中枢神经系统，改善大脑皮层功能，使人精神旺盛、心情舒畅，还能促进食欲。其次，空气负离子还可能刺激造血功能，使人血压降低，改善肺的换气功能，增加氧的吸收量与二氧化碳的排出量，减少老人心、肺疾病的发病率。此外，负离子还可能促进机体的新陈代谢，提高人体免疫力。

由于空气负离子有可能给人体带来这么多的益处，所以有人把空气负离子称为"空气维生素"或"长寿素"。

空气负离子既然有这么多益处，那么哪些地方含有较多的负离子呢？海滨、山谷、森林、瀑布附近空气里的负离子最多，所以疗养所一般设在这些地方。人们在这样的环境里可以畅快呼吸，感到心旷神怡。

此外，雷雨过后，空气格外清新，这是因为闪电会形成大量负离子。公园、广场、室外的空气中所含的负离子也比室内多，广阔的田野里空气中的负离子可以比室内高几十倍。负离子的存在时间一般只有几分钟，在人口稠密、空气流通不畅、污染严重的室内更是只有几秒钟，可是在海滨、旷野

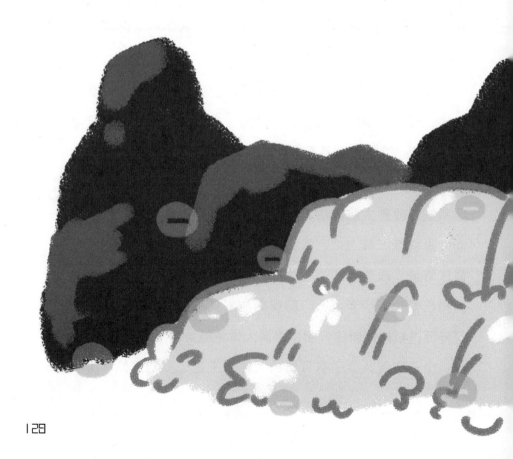

等场所存在的时间却长得多。所以，让爸爸妈妈多带你去这些地方吧，空气负离子对人的身心健康应该大有裨益。

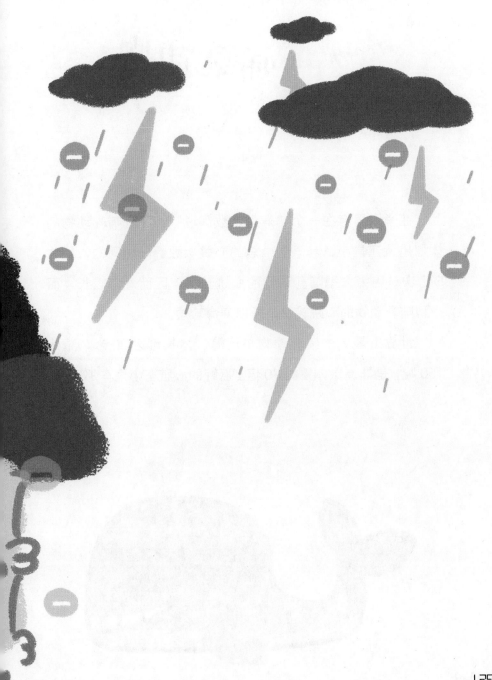

一生中心跳次数最多的是哪种哺乳动物

在学术界存在一个"寿命定数假说"：不管哺乳动物的体型是大还是小，其一生中总的心跳次数都是相同的，约为5亿次。因为大型哺乳动物的心跳较慢，因而寿命较长，而小型哺乳动物的心跳较快，所以寿命较短。

世界上最大的哺乳动物是蓝鲸，体长可达30米，重达150吨，是非洲象体重的30倍。蓝鲸的心脏有小汽车那么大，

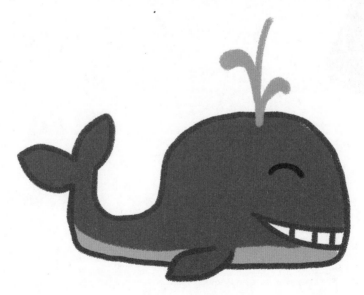

每分钟只庄严地重击约 10 下。用心跳总数 5 亿次除以它们每分钟的心跳数，大约等于 95 年，也就是说它们的心脏在理想状态下能够跳动 95 年，这和它们的平均寿命 80 年基本吻合。

世界上最小的哺乳动物是生活在南欧的伊特鲁里亚鼩鼱，体重只有 2 克，长度只有 3.5 厘米。它们的平均心跳达到每分钟 835 次，但根据寿命定数假说，它们的寿命只有 1 年左右。事实上还真是这样，它们在出生大约 1 年后就结束了生命。好在它们成熟得快、怀孕期短，因此还来得及繁殖后代，不至于灭绝。

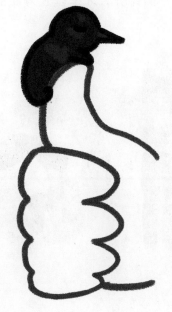

但这一假说不适用于同样是哺乳动物的人类，这是为什么呢？这得归功于现代医学技术，由于医疗和卫生条件的改善，人类现在的总心跳次数可以达到其他哺乳动物的 5 倍多。这样我们的预期寿命就比其他哺乳动物大大增加了。

那有人会问，锻炼身体时心跳次数会增加，这样就会提前用掉心跳配额吧，难道锻炼会缩短寿命？错！虽然高强度的锻炼会在短时间内使心跳加速，但通过锻炼，身体更加健康，平时的心跳速度反而会放缓。

那有人又会问，如果通过屏气来减少呼吸，是不是就可以减少心跳次数呢？错！心跳是不受人的意志控制的。1938

年死刑犯迪林在被判谋杀罪名成立后，决定在自己尚在人世时，捐献自己的身体来进行科学试验，研究恐惧对于心跳速度的影响。在被执行死刑时，他允许监狱医生贝斯利博士将自己与一部心电图仪器相连。虽然迪林表面上非常平静，但在被绑起来之后，贝斯利记录到他的心跳速度从每分钟 72 次一下子骤升到每分钟 120 次，在执行瞬间达到每分钟 180 次。

不过，心跳并不是越慢越好，心脏每分钟跳动 60—100 次才是正常的心跳速度。只有适当加强锻炼，合理膳食，均衡营养，才是延长寿命的正确途径。

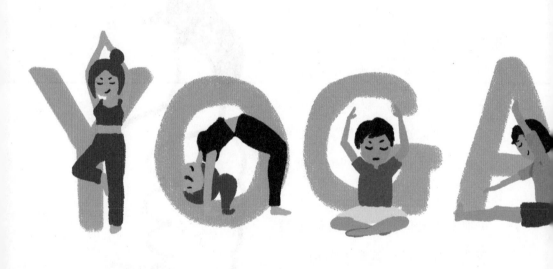

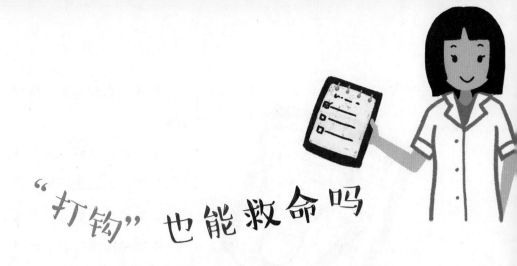

"打钩"也能救命吗

2001 年，美国约翰斯·霍普金斯医院的普罗诺夫斯特博士提出一种新的医疗思路：不用新药、不用价格昂贵的新设备、也不用新的外科技术，却能在极短时间内让病人的健康和生活质量发生重大改观。在一家医院的一年试行期间，他挽救了 21 位病人的生命，节省了数百万美元。

那么我们不禁要问，普罗诺夫斯特博士究竟有何奇思妙想呢？原来他设计了一张消毒清单，供医生为病人插管时使用。清单列有 5 项操作，每一项必须执行，完毕后在清单上打钩。这 5 项操作是：

1. 用肥皂洗手；

2. 用消毒剂清洁患者皮肤；

3. 用消毒被单覆盖患者全身；

4. 穿戴医用消毒口罩、消毒帽、消毒罩衣和消毒手套；

5. 插入导管时即刻在插导管部位覆盖消毒敷料。

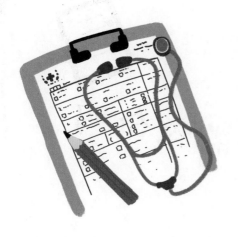

他为什么会萌生这些想法呢?

原来他是受到了一个现象的启发:医院使用导管向病人血液里注射药液,造成病人因感染而死亡的案例时有发生。

普罗诺夫斯特在美国的一份医学杂志上发表了这份消毒清单后,美国密歇根州所有医院的重症监护病房很快都开始采用它。仅 3 个月时间,该州医院重症监护病房的感染率下降至先前的 1/3。至当年末,该州许多医院重症监护室的感染发生率为零,其佳绩优于全国 90% 的重症监护病房。自从采用普罗诺夫斯特的消毒清单后,18 个月的时间内,感染死亡病例下降了 1500 人次,医院节省治疗护理费达 1.75 亿美元。

虽然普罗诺夫斯特列出了清单,但医务人员能不能切实按照清单的要求来做呢?有些医生觉得要求他们按照清单上的程序做,就意味着若他们离开了清单,就连这些必要的步骤都做不全了,这不是小看他们的工作能力吗?但调查显示,确实有很多医生遗漏了这些步骤。但所有医生都认为这都是别人的疏忽,而非自己的。

于是,普罗诺夫斯特就把曾在航空界用过的方法移花接木用于医疗界。该方法在航空界试行时也曾遭飞行员抵制。

早期的飞行活动曾发生不少事故，有些事故是因为飞行员、导航员和机械师过度自信造成的。飞行员最不爱听的就是有人说他们机组或忽视或忘记重要的安全程序。他们认为这是在贬低他们的专业能力。但是，飞行员个人的面子与乘客的安全相比肯定是次要的。所以，现在每个航班都有座舱检查清单，这已成为飞行的常规程序。同样，普罗诺夫斯特清单带来的裨益越来越广为人知。如果医生、护士都能认识到自己确有偶尔疏忽的情况，那么按章操作、在小方框内打一个对钩，一定会拯救无数生命，并省下可观的费用。

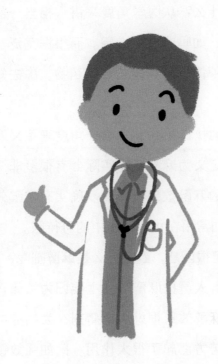

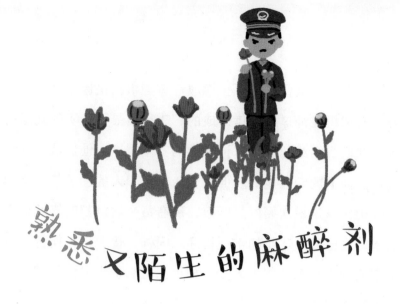

熟悉又陌生的麻醉剂

麻醉剂是什么？从医学角度来讲，相当一部分麻醉剂是鸦片的提炼物，如吗啡、可卡因。而根据宽泛一些的定义，麻醉剂包括各种能使人失去知觉的药物，失去知觉的状态就称为麻醉状态。

某些国家的执法机构则从另一角度来定义麻醉剂，将大量非法的药物定义为麻醉剂。实际上有很多非法药物根本没有医学上所指的麻醉效果，而很多确实有麻醉效果的药物却又是合法的，如常用在止咳药水中的可待因。

你现在一定很困惑，到底什么是麻醉剂呢？

现代的医务人员把麻醉药物主要归为镇痛药——阿片类药物。其镇痛麻醉效果很好。镇痛剂在为癌症或手术恢复期的患者减轻痛苦方面起了很大作用。比如强效镇痛剂二乙酰吗啡，这个名字你大概不熟悉，但要是告诉你它的通用名就是海洛因，你一定会大吃一惊吧！其实海洛因一开始并不是我们今天谈之色变的毒品，它原本是一种止咳药水的商标名称，其发现者和阿司匹林的发现者是同一人——霍夫曼。在海洛因和阿司匹林被发现的 19 世纪，阿片类药物可随意从药店购买，不像今天这样被严控，以防被贩毒分子不正当利用。

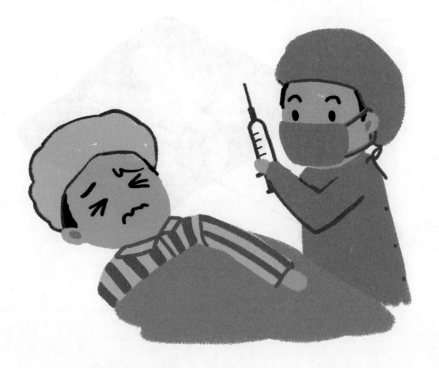

阿片类药物就是指鸦片及其提炼物或人造替代品。海洛因就是通过提炼鸦片得到的。制取鸦片的主要原料是罂粟，把还没成熟的罂粟果实里的乳白色汁液提取出来即得到鸦片。罂粟是罂粟科植物的一种，一年生草本，作为一种草药，已有数千年的种植历史。

长期使用镇痛剂会上瘾，对药物产生依赖性，所以上瘾就是阿片类药物最常见的副作用，而使用镇痛剂更常见的副作用却是便秘。没想到吧?

总之,合理使用麻醉剂能帮助人减轻痛苦,但要是用作毒品,那就非常危险了。

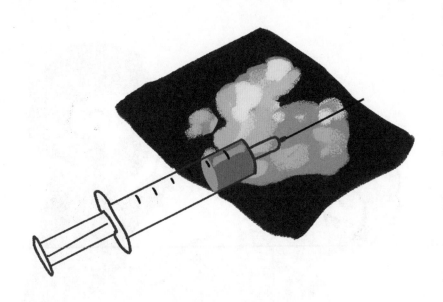

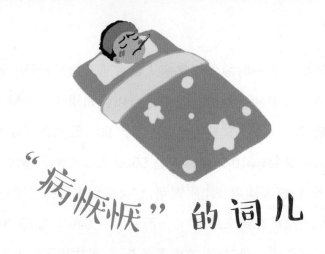

"病恹恹"的词儿

今天让我们来学习一些"病恹恹"的医学术语。我们经常会用到这些专业名词,但一般人很难把握它们的准确含义,有时还会把意思搞混。

比如像"症状"和"征候"。不要说你,连英国的一个主流网站也将"症状"错误地定义为"生病的征候"。一个人生病时可能出现各种症状,诸如发热或疼痛等,但他未必知道疾病的征候。因为疾病的征候是医生检查时发现的客观情况和特征,如血压、心率、心律、眼球表面情况等。还有一个词也为医生所常用,它就是适应证。它既不是征候,也不是症状,而是医生采用某种治疗方法或处方某种药物的正确理由。

在流行病学里,"患病率"和"发病率"指的是同一件事吗?"患病率"是指在任一时间患病人数占总人数的比例。所以,如果有某种疾病流行得很厉害,相应的病例就会很多。"发病率"是指在某一时段内新患病人数占总人数的比例，通常用每年每万人中的病例数来表示。所以，如果说一个地方的瘟疫患病率为1%，乍一听好像不算严重，但如果又说到当地的发病率是每年10 000人中有5000人次患病，情况其实是很严重的。这说明瘟疫刚刚驾到，它会像野火一样迅速蔓延；如果当地的瘟疫患病率是90%，而发病率为每年1/10 000，这说明经过很长一段时间，瘟疫逐渐蔓延，多数居民已患过病，但瘟疫的传染性已不是很强。简单说"发病率"就是新增病例，"患病率"就是病人总数。

以上例子是容易混淆的中文术语中的一小部分。英语中还有些术语会让人搞错。

例如：hypertension 和 hypotension，这两个词到底哪个表示高血压？英语的"高"和"低"都是以"hyp"打头。"hyper"表示高过正常值，"hypo"表示低于正常值，这

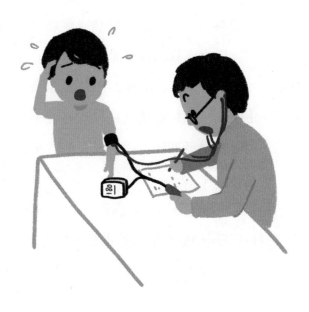

两个词的前缀非常相像，但高和低的区别可是非同小可啊，"hypertension" 意思是血压升高，会引发心脏病和卒中；而 "hypotension" 意思是低血压，只会让人气虚、乏力和头晕。

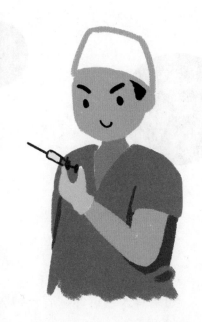

同样，"hyperdermic" 和 "hypodermic" 含义也完全不同。前者意思是皮上注射，注射器往那里打针肯定是没有效果的，因为药水只会喷在表皮上；而后者的意思才是皮下注射，是指注射器针头扎入表皮下面，那儿才是药水该去的地方。

看过前缀相近的单词，那英语单词中的后缀呢？一样会让人抓狂。例如 "itis" 和 "osis"。如果医生说你得了 "diverticulitis"，是指"憩室炎"，"itis" 是指"炎症"；而 "diverticulosis" 是指"憩室病"，"osis" 是指有病的状况，是一个比较笼统的说法。

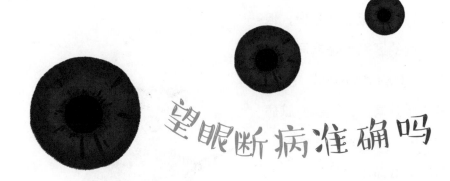

望眼断病准确吗

　　如果有人告诉你，有一种医用诊断设备对肾病的确诊率高达 88%，你可能会想：一般的医院或诊所都应该配备这样一台设备。如果又有人对你说，有一种诊断方法，不花一分钱，也能获得同样的确诊率，你可能会想医生们为什么不用这么好的诊断方法啊？

　　这种诊断方法究竟是什么呢？它就叫"虹膜诊断学"，是在 1836 年创立的。什么是虹膜呢？虹膜属于眼球中层，位于血管膜的最前部，在睫状体前方，有自动调节瞳孔的大小、调节进入眼内光线多少的作用。

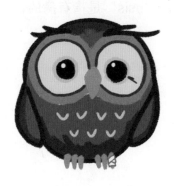

虹膜中央有瞳孔。据说当年有一个 10 岁的匈牙利男孩不小心弄断了宠物猫头鹰的腿，而后他发现猫头鹰的虹膜上多了一条黑色条纹，而这条黑纹正对应于断腿的位置。这件事给他留下了深刻的印象。随着年龄的增长，他逐渐推想到，虹膜虽小却反映了整个身体的状况，观察人的眼睛应该也可以诊断疾病。天才少年长大后成为一名医生，于是便对这种望眼诊断法进行了完善。

一个虹膜读取点的单位数远高于其他传统生物测定技术。这肯定了虹膜测定的精确程度。但虹膜诊断肾病确诊率能达到88%，这个数据可信吗？于是，美国医学研究人员禁不住对虹膜诊断学展开了深入研究。他们向3名眼科专家和3名虹膜诊断专家出示了143名病人的虹膜照片，其中48名病人患有肾病，要求专家们找出肾病患者。测试结果却不尽如人意。看来，不能过于迷信虹膜诊断学。

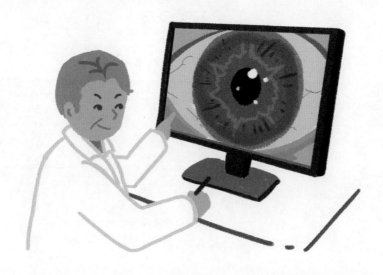

不过，中医在长期观察和临床实践的基础上，确定有不少经脉使眼与全身保持密切的关系。这些经脉被看作是全身

联络内外、气血津液运行以及调解各部分功能的一条隐形通路，能调节人体各个部分功能。它能让全身及内在的心理、生理、病理变化从局部及体表变化现象反映出来。所以，观察虹膜还是可作为某些疾病辅助诊断的一个手段。

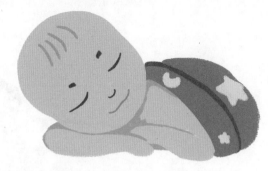

暖箱里的宝贝

  1897 年，德国内科医生库尼随身带了 3 只柳条箱子，里面装着几个早产儿预备去在伦敦伯爵广场举办的"维多利亚世纪博览会"参展。他的展品就是这 3 只柳条箱子，它们是供早产儿使用的暖箱，放在医疗新技术展区。暖箱里放着刚出生不久的婴儿，因为暖箱对婴儿毫无伤害，所以展示的效果非常好。

  这次展示确实大获成功，一天有 3600 人次参观。可最终结果却是好坏参半：一方面，为人们展示了暖箱的作用；另一方面，它勾起了街边马戏团老板等人的贪欲。尽管这些人对展箱涉及的复杂的科学问题一窍不通，但他们却开始争相组办婴儿暖箱展，就像表演牵线木偶，展出肥胖人士或其他以骗钱为目的的奇人怪物一样。而且仿制暖箱的人一哄而上，想方设法从全国各地医院租借早产儿，弄得库尼不得不在杂志广告上提醒大家说，只有他开设的"婴儿暖箱机构"

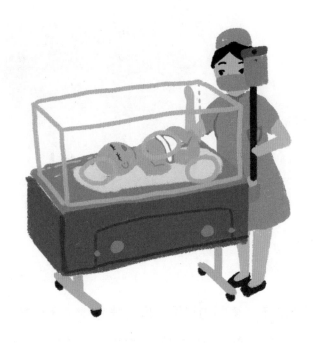

才是正宗的。

正宗又怎么样？暖箱宝贝展的反对者认为在展览期间，没有训练有素的护理员来照顾这些参展婴儿，婴儿呼吸的是人满为患的展馆中污浊的空气。有些展销会甚至还会有动物参展，婴儿还得闻着动物散发出的臭味。婴儿即便很小，也是一个生命，必须被人道地对待。

但库尼一点没受这类批评的影响，他照样去世界各地的展会和交易会参展。甚至他自己的亲生女儿在早产后的前三个月，也一直待在他办展览用的暖箱里。

不过3年后，暖箱宝贝展的生意遭受重创。原因是在路易斯安那州的商品交易会上，在库尼的一个竞争对手办暖箱展过程中，婴儿染上流行性腹泻，差不多一半夭亡。

在随后的 40 年中，暖箱和婴儿护理操作程序不断改进、完善，终于被规模较大的妇幼医院所广泛采用。在早产儿的健康得到了很好的保障的同时，对于早产儿和其父母在展销的几个星期内不能接触所造成的心理问题，无论是库尼本人还是别人都没有认真去考虑过。甚至库尼在展会结束后把婴儿交还给他们的父母时，有些都不大愿意重新担负起为人父母的责任。

这就是办展会与医学研究的怪异结合，不过它给新生儿科学这门新学科带来的有利影响应该是不可否认的。可以说，库尼是这一领域的先驱。

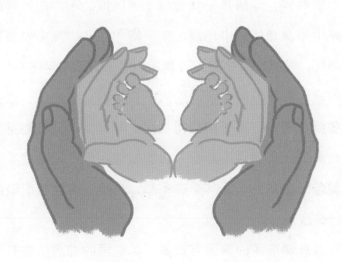

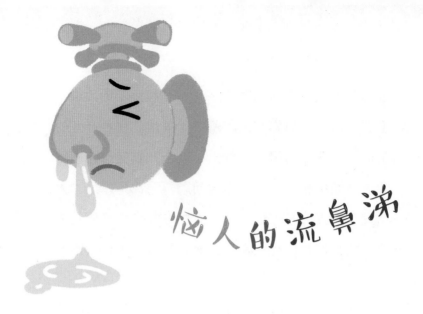

恼人的流鼻涕

　　不知你有没有这样的经历，每当寒冷的季节到来，或者是感冒的时候，你的鼻子就会像个泉眼似的不停向外淌出鼻涕。桌上擦鼻涕的纸巾已经堆成一座小山了，鼻尖也被擦得通红通红，简直像个小丑，可鼻涕还是无穷无尽地在产生。

　　的确，有类似痛苦经历的人不在少数。要知道，浪费了那么多纸巾不说，鼻子被擦得生疼，都麻木得没有知觉了，为什么鼻涕还是源源不断呢？鼻腔就像阿里巴巴的藏宝洞，里面藏着好多东西，尤其是在冬季，只不过鼻腔里面藏的可不是什么宝贝。

　　导致鼻涕增多的原因有很多。鼻孔里的细菌是罪魁祸首之一。细菌本来在鼻孔里面安分守己，可是一旦受到寒流刺激，便开始"兴风作浪"，鼻涕随即也就增多起来。同时，鼻涕增多还有可能是因为空气中的病毒向鼻子发起了进攻，病毒趁你不备时袭击了你的鼻子。病毒有可能来自你身边感冒的家人、同学，也可能来自公交车、地铁上的其他乘客。这就是我们常说的病毒性感冒。一旦患上病毒性感冒，你就没必要去医院让医生开抗生素了，因为抗生素对病毒性感冒是毫无作用的。

一旦患上感冒，我们的鼻子就不可能按正常状态工作，这时也就无法辨认出气味了。要知道在平时，我们的鼻子可以准确无误地辨别出几千种气味呢，厉害吧。如果眉棱骨下方覆盖着鼻窦的黏膜也在此时搅和进来，那简直就是雪上加霜。一旦鼻黏膜发炎，鼻窦和鼻腔之间的狭窄通道就会被阻塞，呼吸的大门就被关上了，鼻窦被感染，这就是我们通常所说的鼻窦炎。鼻子无法呼吸的话会影响我们做很多事情。不过有一点还不错，那就是至少鼻子暂时不会再流鼻涕了！然而，接下来的事情也许更加糟糕。患者会出现耳鸣，并伴有剧烈的头痛。好吧，还是赶紧治疗鼻窦炎，让鼻子通气吧！

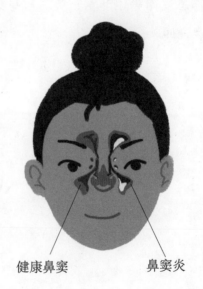

健康鼻窦　　　　　鼻窦炎

成年人鼻涕增多，通常是由于以上原因。而儿童流鼻涕则还有其他特殊的原因。确切地说，流鼻涕是儿童生长发育的必经过程。婴儿刚出生时，体内只有来自妈妈的抗体。婴儿长到 6 个月左右，体内来自妈妈的抗体逐渐消失，开始形成自身的抗体。婴儿自身抗体的形成离不开感冒。如此说来，我们还要向感冒"致谢"呢！正是因为有了它，婴儿自身的免疫力才能逐渐提高。所以，婴儿流鼻涕并不是件坏事，妈妈们无须为此焦虑不安。

感冒期间经常会有鼻子阻塞的症状，这时是应该使劲吸鼻子，还是擤鼻涕呢？你肯定不止一次想过这个问题。毫无疑问，当然是把鼻涕擤出来！虽然多次擤鼻涕让人感到难受，但只要你注意休息、多喝水、多补充维生素、合理饮食，就能够加速身体恢复的进程。此外，平时加强身体素质的训练、作息规律等也非常重要。自身免疫力提高了，你还会经常擤鼻涕吗？

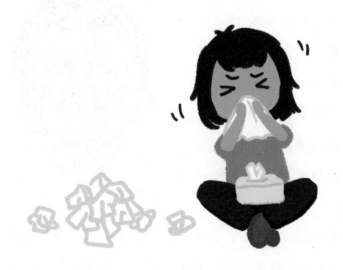

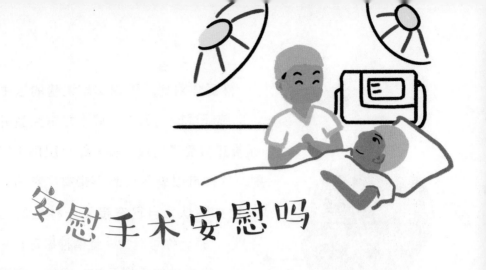

安慰手术安慰吗

　　大家知道，如果病人相信某种药物能治好病，那么这种信念通常就有可能帮助病人改善病情。譬如说单纯糖丸，尽管糖丸本身不含有特别的药物成分，但很多患者相信它有治疗作用，所以服用后不少人的症状也或多或少会有所减轻，这就是安慰剂效应。那么外科手术是不是也具有同样的安慰剂效应呢？只要看看病人在相信自己接受了实实在在的外科治疗，而实际上在这种治疗并未实施的情况下，他的病情是否有所好转就可以了。

　　为了分辨是因为实施了某种治疗而产生了真实疗效，还是因为其他因素致使病人感觉好转，就必须进行临床试验。最严格的临床试验叫"随机对照双盲试验"。在试验时，病人被随机分为两组，尽量按年龄、性别、健康状况等特征平均分配，然后实施治疗。试验通常是拿一种药物来做试验，让其中一组（治疗组）服药，另一组只服用安慰剂（对照组），

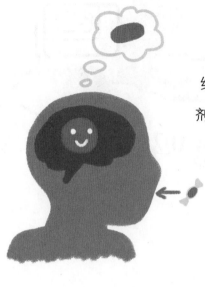

然后作对比。不论实施试验的医生还是接受试验的患者，都不知道究竟哪一组真正接受了治疗，哪一组只服用了安慰剂，这样可以确保试验不带有"杂质"。

比如你认为自己在接受一种全新的治疗，你可能会感觉精神振奋，身体呈良性的积极反应。同样，如果医生知道谁真正在接受治疗，他很可能会把这个情况透露给患者，或者他对该情况的了解会影响他的判断，特别是他在要评价哪些患者的病情转好、哪些患者的病情恶化的时候。

1939 年，意大利的一位外科专家为治疗心绞痛设计了一个手术。他把两根靠近心脏的动脉绑扎或者说"结扎"在一起。他认为这样就能向冠状动脉输送更多的血液，增加血液含氧量，缓解心绞痛。手术效果据说非常好。手术后多达 3/4 的患者都感觉心绞痛大为减轻，他们中的 1/3 觉得是"根治"了。

于是，在 20 世纪 50 年代后期，西雅图的一组研究人员针对这个手术进行了随机对照双盲试验：患心绞痛的病人被随机分成两组，一组患者接受正规的上述动脉结扎手术；另一组患者则被施以"假"手术，他们的胸腔只是被切开，但不触动相关的动脉。

两组患者都报告说术后自我感觉有好转，真正被施以手术的患者平均 32% 感觉病情有所好转，而做了假手术的病人有 42% 自觉病情好转。不过尽管这些病人自感良好，说是疼痛减少，用药减少，但客观评测表明，他们的病情几乎没什么改善。因为他们身上原来的客观问题照样存在，诸如活动能力降低、用力时心电图异常等。手术改善了心绞痛症状，但是和动脉结扎没有什么关系。

一些研究人员还开展过一些其他的安慰剂式的外科手术，如帕金森病手术、膝关节手术和脊椎手术等，都是患者自我感觉有所好转，但病症真正好转的患者不多。

所以说安慰手术即使患者术后自我感觉有所好转，但还是违背了医学伦理，等同于蒙骗患者。因此，正规的医院是不会开展这样的手术的。

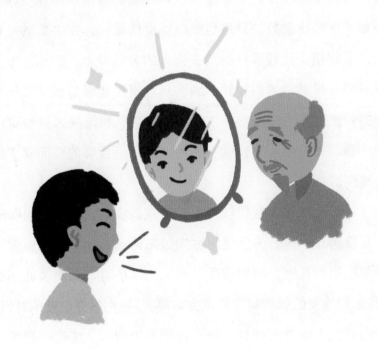

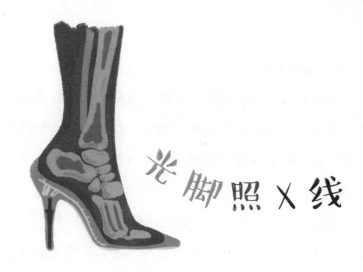

光脚照X线

　　20 世纪 20 年代，科技领域得到了长足的发展，大家普遍认为科学没坏处，于是滥用误用科学的事例也不在少数。例如，一些比较好的鞋店也搞一些促销噱头，在主卖场放置一台 X 线机，让顾客把脚放在强大的 X 线源上，脚和放射源仅隔着一层非常薄的铝箔，顾客从目镜里能看到试穿鞋子的脚的骨骼。X 线机上有好几个目镜，店员和陪同人员也可以同时看。据说顾客这样就不会因为穿了不合脚的鞋而落下终身残疾。

　　那时，鞋店 X 线机按照生产厂家的安装指南，把机器安装在鞋店正中央，方便任何方向过来的顾客使用。它照射的对象不光是儿童，那些店员每天工作 8 小时，又离 X 线那么近，他们接受的辐射剂量肯定会高得多。特别是在试鞋的时候，他们要把手伸进 X 线柱，捏一捏鞋是否合脚。坐在一旁等着试鞋的顾客，也不能幸免。

因为 X 线机使用广泛，又因为辐射虽能引起一些疾病，但疾病的形成还会有许多其他可能的成因，所以 X 线究竟造成了什么样的伤害还很难确定。除了有一例报道说，当时一位模特被辐射严重灼伤，造成了她一条腿截肢。

当时的人们还不知道他们正在经受某种灾难呢。实际上，X 线不光是穿透双脚射到荧光屏上，它还会继续向上，辐射到用户的头部、甲状腺和眼睛等处。即便身体没有直接接触到射线的部分，也会接收较大剂量的分散辐射，因为 X 线辐射会向外扩展几米。

直到 20 世纪 50 年代，由于第二次世界大战中使用了两枚原子弹，以及核试验后核辐射污染了环境，人们才普遍认识到辐射的危害。于是，美国的一些州开始禁止鞋店使用 X 线机。到 1963 年，美国实现全国鞋店禁用。

辐射的剂量即便很小，长时间接触也会增加患癌症的风险。而且辐射的影响有可能滞后，经过相当长的一段时间后才会显现出来，即使若干年后在癌症发病的普通数据里也不一定会反映出来。

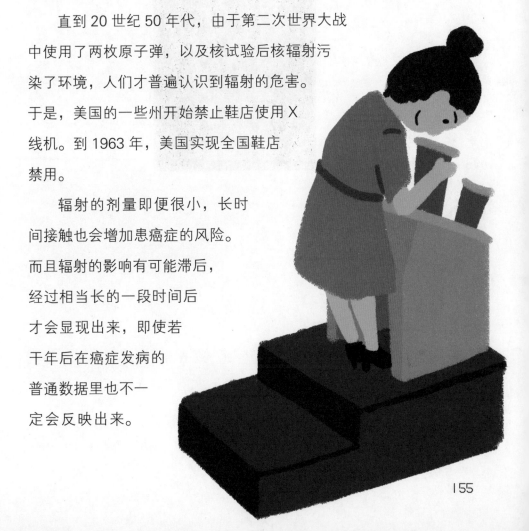

在 2002 年和 2007 年，研究人员报告了若干例非常罕见的足部癌症病例，他们认为很可能就是由于患者 40 多年前使用了鞋店的 X 线机。

现在大家都会尽量避免辐射，像牙医对牙进行 X 线拍片时，都会让患者戴个铅围脖，牙医和其助手则往往待在另一个房间进行操作。

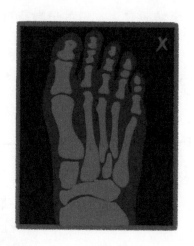

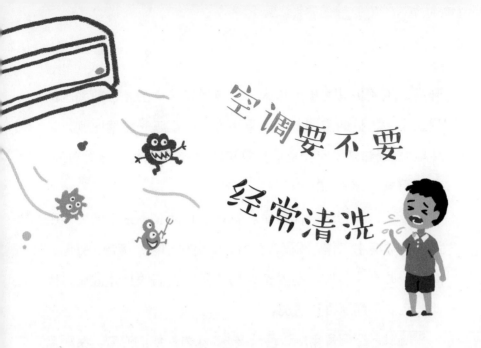

空调要不要经常清洗

　　小强的爸爸动手能力很强，常常在空闲时间自己动手清洗空调。小强妈妈总是嘲笑他没事找事做。小强爸爸是在瞎忙活吗？经常清洗空调机是不是很多余呢？

　　小强妈妈说得不对！空调的确应该经常清洗。因为，经常清洗空调有以下几个好处。

　　首先，可以延长空调的使用寿命。空调使用一段时间之后，由于静电作用和空气反复循环，空调的滤光板、散热器、蒸发器翅片表面会积聚大量灰尘及污垢，造成气流堵塞，致使制冷、制热效果下降。严重的甚至造成压缩机损坏，增加故障的发生率，降低空调的使用寿命。有相当部分送修的空调是由于缺乏清洗保养而过早损坏的。

　　其次，可以节约电能。由于空调长期运行，空气中夹杂的大量尘埃和液态烟雾就会层层包裹住散热片，堵塞散热片之间微小的空隙，影响散热片的散热，从而导致冷凝器压力升高，压缩机马达电流增大，耗电量显著增加。目前我国的现状是，大量的空调制冷效果不好，以至延长压缩时间，浪费电力。通过清洗可使空调恢复正常制冷效果，缩短压缩时间，节约用电 10%—30%。

第三，有利于身体健康。空调若长期在不见阳光，阴暗潮湿的环境中工作，积聚灰尘纤维，滋生细菌、病毒、霉菌、螨虫，并产生异味，引发空调病，危害人们的身体健康，因此一定要定期消毒和清洗。

所以，空调每年应该清洗 2—3 次为最佳。通常，空调启用前清洗一次，使用期间清洗一次，暂停使用时清洗一次，这样比较合理。要是空调比较干净，过滤网亦洁净，可以把启用前的一次清洗免掉。清洗时间一般在每年的 4 月和 10 月，效果相当好，既节省人工和费用，降低运行成本，又不影响

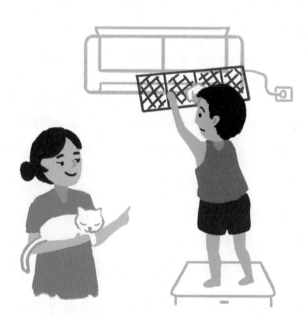

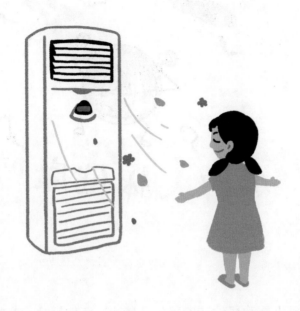

空调的制冷制热效果。

　　在家用电器中，空调积尘污染是相当严重的，而空调的清洗也是最容易被忽略的事。有些用户自装上空调后长年累月使用，从不清洗，直到发生故障才想起应该进行清洗。

　　空调可以自己清洗、保养，若是自己不会则可以请专业人员进行操作。特别是对使用时间长的、清洗环境条件欠佳的空调，更需要专业人员来进行规范细致的清洗。这样，才能获得良好的制冷制热效果，达到节能、清新、舒适的目的。

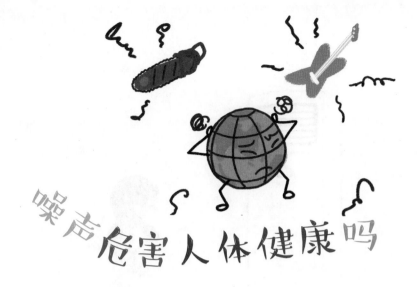

噪声危害人体健康吗

　　很多人喜欢居住在安静的环境中，喜静怕动，喜静怕闹。而噪声的危害恰恰就在一个"闹"字，因此对人体危害甚大。

　　噪声是怎样危害人体健康的呢？

　　噪声首先对听力有危害，使听觉灵敏度下降，严重的噪声（90 分贝以上）会引起耳膜疼痛，甚至耳聋。噪声对神经系统危害也很大，可导致头晕、头疼、耳鸣、失眠、乏力、心情烦躁不安等。

　　噪声对心血管系统的影响是使心跳加速、心律不齐、血压增高等。

　　此外，噪声对人的视觉、食欲，以至情绪、脾气等均有不利的影响，且噪声越大，频率越高，对人的危害也越大。

　　既然这样，那么如何减少居住环境

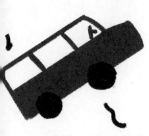

的噪声呢？

　　首先，需要控制和消除噪声的来源，如控制收录机、电视机的音量，不大声说话等。同时加强隔离和防护，以阻止进而消除噪声。

　　其次，在居室内可铺设厚地毯，使用厚实的窗帘，提高门窗的密闭度等。

　　此外，在居室内外多摆放几盆常青植物，有条件的话可在房屋周围或庭院中、阳台上种植一些树木花草及攀援植物。这不仅能美化环境、净化空气，而且有利于减少噪声。因为树木有一定的散射作用，树叶也能吸收一定噪声。

　　通过这些方法，可以有效地降低噪声，从而促进身心健康。青少年朋友不仅要从自己做起，还别忘了提醒身边的人减少噪声的制造，为大家创造一个良好的生活环境。

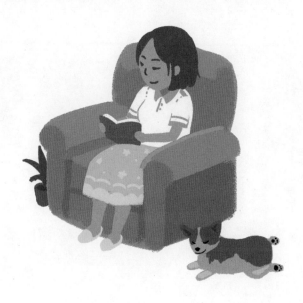

图书在版编目（CIP）数据

打哈欠是想忍就能忍住的吗：五花八门的医学冷知识 / 张晓红，施鹤群著.—上海：上海科技教育出版社，2019.8
（尤里卡科学馆）
ISBN 978-7-5428-6994-4

Ⅰ.①打…　Ⅱ.①张…②施…　Ⅲ.①医学—青少年读物　Ⅳ.①R-49

中国版本图书馆CIP数据核字（2019）第079508号

责任编辑　吴　昀
装帧设计　李梦雪

 尤里卡科学馆

打哈欠是想忍就能忍住的吗
——五花八门的医学冷知识

尹传红　主编
张晓红　施鹤群　著
李　田　插图

出版发行　上海科技教育出版社有限公司
　　　　　　（上海市柳州路218号　邮政编码200235）

网　址	www.sste.com　www.ewen.co	
经　销	各地新华书店	
印　刷	常熟市文化印刷有限公司	
开　本	720×1000　1/16	
印　张	11	
版　次	2019年8月第1版	
印　次	2019年8月第1次印刷	
书　号	ISBN 978-7-5428-6994-4/N·1059	
定　价	50.00元	

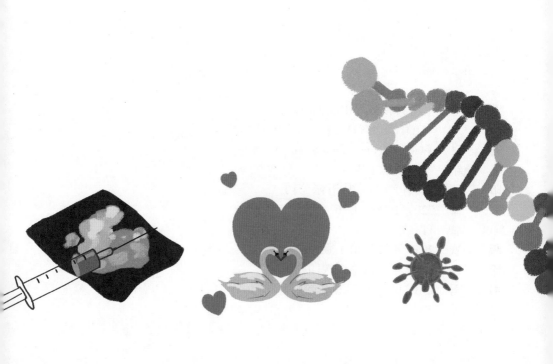

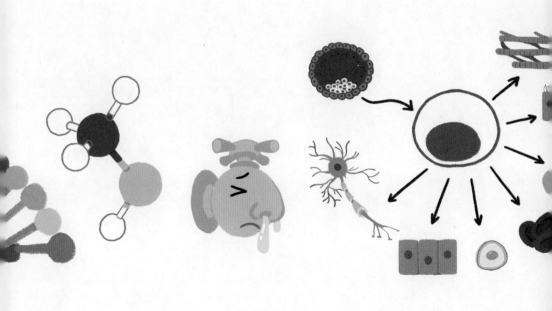